U0015651

Fit ohne Geräte
Die 90-Tage-Challenge für Männer

你的身體
就是最好的健身房

90天 挑戰計畫

美軍特種部隊 王牌教練 馬克·羅倫 Mark Lauren／

尤利安·蓋林斯基 Julian Galinski／著　王榮輝／譯

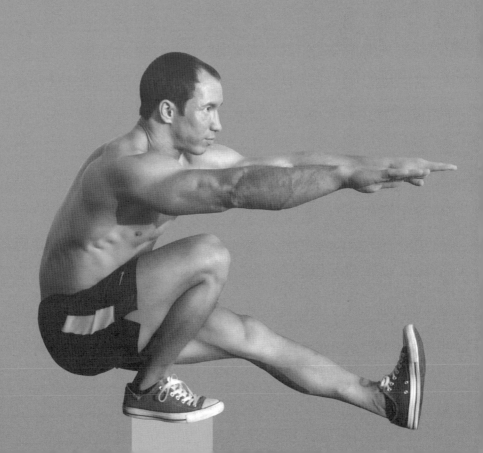

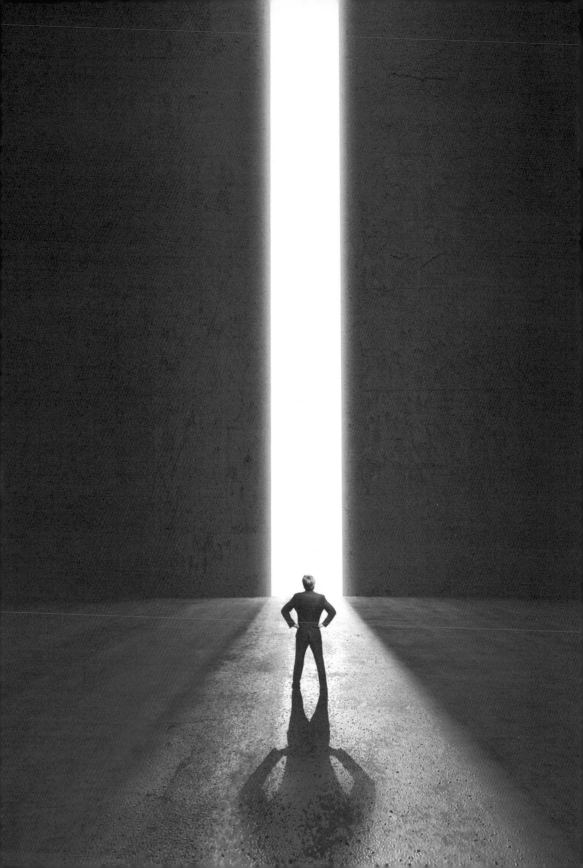

這是你今生最勇敢的健身計畫，歡迎來挑戰！

　　你是否下定了決心，準備投入為期 90 天的「徒手重量訓練」挑戰？好極了！在接下來這段緊鑼密鼓的時間裡，你將經歷一場或許是你這一生中前所未有的體能訓練，在往後的每一天中，你會面臨各式各樣嶄新的挑戰。我為本書特別設計了一套迄今為止仍屬獨一無二的訓練計畫，其中包含了：為期 90 天持續提升強度的訓練課程（利用自己的體重進行訓練），在減重健身方面將帶給你前所未見的卓越成效，另一方面還會提出最佳的營養攝取方法，以及足以讓訓練計畫順利進行的理想生活方式，這些建議都簡單明瞭且容易實行。這場挑戰並非只關係增長肌肉、減少脂肪，雖然在過程中，你不僅能夠，而且也會達成這些目標。完整的健身才是我們真正的目標。在鏡中見到自己優美的肌肉線條，不過只是其中的一個環節罷了！我們關心的是如何幫助你在現實生活中打造強健的身心，讓你輕鬆應付日常生活裡的種種挑戰。在這裡我指的是力量、恆心、健康且正直的態度、靈活性、協調性、意志力、鋼鐵般的毅力、耐力、自信、優雅的氣質，當然也少不了輪廓分明、吸引他人目光、更讓自己滿意的身體。

　　為此，在接下來三個月裡我們將相互扶持。我將在訓練過程中擔任你的教練兼陪伴者，充當你的監督者兼啦啦隊，扮演你的諮詢者兼指導員；不僅僅在訓練方面，更在飲食與休養方面。藉著這套全方位計畫，你將在最短時間內取得最驚人的成果。不僅如此，你更將學到如何讓身體保持在最佳狀態。我把自行研發的嶄新練習組織成十二套高強度訓練，這套訓練不僅會要求你全力以赴，更會幫助你將全身練透透。無論你想要的是減少脂肪或是增長肌肉，透過我們幫助你擬定

出的個人飲食計畫，你都能達成自己希望的目標。

　　身為健身教練暨培訓者，我的職責是幫助人們達到身體的最佳狀態。身為美軍的合格訓練師，我曾在部隊裡教導過許多人，例如美國海軍的海豹部隊和美國陸軍的綠扁帽部隊等特種菁英部隊。健身對他們而言不僅是增益自己的人生，更完全是件攸關生死的大事。這些菁英部隊以鋼鐵般的意志和紀律聞名於世，他們經常在危險或戰爭的區域中出生入死，賭上自身性命去完成最艱鉅的任務，他們必須隨時隨地保持最佳狀態。然而，他們最缺乏的就是時間，冗長的健身課程並無助於達成目標。一再聽人提起，我對全世界最艱難的訓練課程做了革命。我在特種部隊擔任教練的那段期間裡，的確還流行著「多多益善」原則，士兵在訓練和跑步上花的時間過長，可想而知，這往往會導致傷兵累累。直到我引進了徒手重量訓練，讓重心回歸實質面，整個情況才徹底改變。成績有目共睹，新兵們不僅可以在更短的時間內變得更強，因訓練而受傷的比例也明顯下降。

　　我在那裡研發出的練習與訓練計畫（原本的目的是讓強健的小伙子在最短時間內達到適合出任務的狀態），其實還有一些其他的優點。不僅任何地方都可以練，而且不用花一毛錢，無需任何器材，只要利用自己的體重和一些簡單道具就可以開始練。這一切好處或許就是「徒手重量訓練」風靡全球的原因；單單在德語區便有超過 50 萬人根據我的徒手重量訓練法健身。

　　多年來，我不斷研究、修正、改進這套原是針對菁英部隊設計的訓練計畫，好讓所有人都能接受和使用。

　　我在工作上面對的大部分是如同你我的一般人，我們平日有一份工作，為此需要一個健全的身心。可是在另一方面，我們無法每天在健身房裡耗上幾個小時。此舉當然既沒有意義也沒有必要！因為誠如你或許已經知道的：健身房一直在你身邊，其實就是你自己的身體！身體不僅是我們的訓練標的，更是最佳的訓練器材！藉助自己的重量做訓練已被證實是最有成效的訓練方法；不僅在特種部隊，在一般人身上也獲得了印證。

　　我研發徒手重量訓練並寫成系列書還有一項理由：我希望盡可能讓更多民眾

藉由這個簡單的觀念健身成功。我希望你也能成功！

在過去這幾年，全球有數百萬人依循我的指導做徒手重量訓練，訓練的人包含了各個年齡層，訓練的目的也各有不同。原本瘦弱的年輕小伙子，變成了強壯有自信的男人。原以為自己年事已高無法再做訓練的長者因此變得更強健、靈活，繼而贏得全新的人生樂趣。他們的共同點是：無論在哪裡做徒手重量訓練，他們都成功了！不僅不需要繳交高昂的會員費，也不用買訓練器材，更重要的是他們都省下了很多時間！

從那時起，我便經常收到來自全球各地不同國家的信息。每當有人告訴我：「馬克，你改變了我的人生！」每當有人完成了我的訓練計畫而成功瘦身，或增長了幾公斤的肌肉，每當有人藉我的訓練計畫變得更強壯、更健康，最終還變得更幸福，我總是感到十分欣慰！

我自己也體會到，體能訓練在我人生中占下一個無可取代的位置，因為它帶給我改變的力量。雖然我們無法掌控這世界，我們卻可以掌控自己，最終還可藉由這樣的方式影響我們的周圍環境。

人生就好比鍛鍊。我們設定自己的目標，為達成目標努力不懈，最終獲得了成功。成功之路未必總是輕鬆寫意，或許會要求我們付出一切，可是待到成功那時，所有付出終將獲得回報。克服挑戰能帶來的並非只有成就，更會有難以言喻的快感。

我現在先跟你說，這場為期 90 天的健身挑戰同樣沒有那麼簡單。不過，當一切苦盡甘來，你將會為自己的成功感到驕傲，為自己擁有的全新體感雀躍欣喜。然而在這 90 天當中，會改變的不只是你的身體，就連你的心靈也會有所轉變。你將一週復一週地努力訓練，有意識地控制飲食，並且學習到許多新知識。我最期盼的是在你順利完成訓練後，能對我說：「馬克，你改變了我的人生！」那將是我的榮幸！

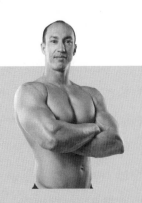

容我自我介紹，我是馬克 · 羅倫，你的個人教練

　　我 1977 年出生於美國，卻是在德國長大的。我的父親是菲律賓人，母親是德國人。一直到1986年搬回美國前，我們一直住在法蘭克福附近。從那時起，我幾乎遊遍了全世界，然而德國一直是我心中第二個故鄉。我對粗獷的巴伐利亞美食始終念念不忘！我也喜歡德國的民眾，他們有目標，有責任感，而且不喜歡浪費時間。或許這也是《你的身體就是最好的健身房》在德國受歡迎的原因之一。

　　我之所以能發展出獨樹一格的徒手重量訓練法，背後其實有個故事：我從 1996 年開始從軍，一直到 1998 年都在華盛頓的麥柯德空軍基地接受培訓，成為特殊戰術作戰管理員。培訓的課程例如有潛水、水中求生、跳傘、求生訓練、戰俘訓練及領航訓練等。當時我們必須完成的體能訓練又多又困難，尤其是全副武裝的長跑，不僅日後完全派不上用場，更經常在訓練時造成傷兵累累的慘況。這讓我興起了改革的念頭。

　　自 2005 年起（當時我在密西西比的凱斯勒空軍基地擔任教練），我便積極構思如何讓特種部隊的體能訓練變得更簡易更有效率。於是我研發出徒手重量訓練，亦即《你的身體就是最好的健身房》。這套新訓練課程在我指導的許多新兵身上很快就印證出成效：訓練的效能不僅大幅提升，受傷的比例也顯著下降。於是，我很快地意識到：這套訓練方法應該要讓更多人知道！

你的身體就是最好的健身房
——徒手重量訓練為何如此有效？

　　我們都曉得健身業者吸引顧客的花招，在周遭的廣告裡即可看到。廣告往往會宣稱：如果加入某家健身房或訂購某項健身器材，驚人的訓練成果會以神奇的方式從天而降！當然了，如果可以輕輕鬆鬆花錢買到身強體健，真可說是美事一椿！人們為了求心安而投資生活品質，往往會去加入高級健身房，訂購市售最貴的訓練器材。凡此種種，充其量在布施別人的荷包；換言之，健身與健康業的行銷詭計再一次得逞了。

　　然而你買了這本書（也許是別人送你的，無所謂）。或許你已經猜到我要說什麼：健身其實不需要花錢！既不需要上健身房，也不需要買健身器材，就連啞鈴也根本都不需要！事實上，利用一些簡單（且實惠）的方法，你就可以變強、變壯、變美。你唯一需要的，無非是知道如何利用自己的身體做訓練器材；當然，去做的動力也同樣不可或缺。這是徒手重量訓練的精髓。這場為期 90 天的挑戰計畫不使用器材，這讓訓練一方面變得更簡單，另一方面則變得更困難。之所以更簡單，因為我將規定你如何訓練與飲食；換言之，你不必費心編製練習和訓練計畫，你只需要在往後的 90 天裡依照我每天給的提示練習，成功最終會自動來臨。之所以更困難，因為這是個高強度的訓練計畫，你必須在這段時間內每天使出渾身解數，與自己的身體過招。

　　如果你是初次投入健身練習，這場挑戰對你而言會是個「菜鳥訓練營」，不僅能把身體練成最佳狀態，還會獲得所有關於健康、現代生活方式的必備知識。如果你曾經有健身的經驗，這場挑戰能夠強化你的健康與生活方式。

　　我對你只有一個要求：在每週三到四回、歷時 30 分鐘的訓練裡務必全力以赴。此外，在這 90 天中必須戒除一些舊習慣。因為，外表想要看起來像個選手，就必須像選手一樣鍛鍊自己！

　　首先你應當了解徒手重量訓練究竟有哪些無與倫比的優點（省錢只是眾多優

點之一）。許多健身房的傳統器材是把個別肌肉分開來鍛鍊，然而我們在日常生活中絕不會那樣使用肌肉。這些訓練採取的動作流程往往脫離現實。不妨想想看，你最近什麼時候趴著身體把雙腿折起來？或許你有朋友定期上健身房，而且十分迷信那裡的器材。他們也許大惑不解，你為何不採用同樣的方法訓練？別人愛說什麼，就讓他們去說吧！最終成果才是最重要的！我要談的並不是只有肌力。

徒手重量訓練是以我們日常生活中的動作為導向，每一項練習都能讓你變得更有力、更結實，尤其是核心肌群（其重要性再怎麼強調都不夠）會變得更強健。

舉凡有系統地進行訓練的人，不僅可以增長及改善自己的肌力、爆發力與肌耐力，強化自己的心肺耐力還可以培養出速度、協調性、平衡感及柔軟度。行動會更有力、更優雅，步態會更挺拔，身體會更結實、更有耐力，外型也會更美觀。有件事你我都很清楚：健身並非為了更流暢地完成練習動作，也不是要次數做得更多，更不是以健康及柔軟度為代價去堆砌發達的肌肉；我們健身，是為了擁有更美好的人生！

體驗過《你的身體就是最好的健身房》的人都了解，健身是要讓我們更有生活能力，而非喪失能力。因此，健身必須貼近日常生活的各種挑戰，貼近每個人的初衷。

任何地方都可以練，無論是居家、出差或度假，室內或室外。無論走到哪，你的個人健身房就在那裡。我這套訓練計畫包含許多練習，可適用於不同的體能等級。連我的阿嬤都能用雙手撐在桌邊做伏地挺身。你是說，這聽起來未免太過簡單？那麼，你不妨反過來，把你的雙腳置於桌上，用一隻手做伏地挺身。沒錯，就是這樣！

也許你正在想：可是我每週還要慢跑三次呢！或者你有認識的人，為了自己的身材與健康去慢跑。好，不論要甩脂還是讓身體結實強壯，或是兩者都想達成，我可以告訴你：傳統的耐力訓練在這方面完全比不上高強度的肌力訓練。

　　傳統耐力訓練甚至會讓身體專注在建構最小最少的「慢縮」肌纖維，由於效能的緣故，反倒因此忽略了較大較強的「快縮」肌纖維（因為身體會認為「快縮」肌纖維對於固定的耐力負擔完全派不上用場）。這樣的結果在專業長跑選手身上最顯而易見；他們雖然身材大多很瘦，可是卻一點也沒有型！

　　舉例來說：要維持一公斤肌肉，身體每天需要 20 大卡。如果你想額外增長並維持兩公斤肌肉，這些肌肉每個月會消耗約 1200 大卡。無論你有沒有在訓練，這些肌肉就是會消耗掉這麼多熱量。

　　在這 90 天挑戰裡，你要做間歇式訓練，有別於某些健身房會員要撐過一項一項的練習，我們將以短暫而高強度的單元來訓練。這些單元歷時 15 到 25 分鐘，其中會穿插滿載的負荷與短暫的休息。這些訓練不僅會挑戰肌肉，更會挑戰循環系統。為何要採取間歇式訓練？因為我們希望時間能最妥善地運用，並且獲得最大成效。我們不做無用與次要之事。間歇式訓練可以燃燒大量的卡路里，相較於其他形式的健身訓練，它能更迅速、更妥善且更有效地達成有益身體組成的轉變。沒錯，這樣的挑戰很艱鉅，然而時間效益將會說明一切。我可以大膽說一句：其他的訓練形式都不能讓你的汗水獲得更多的成果！

風靡全球的徒手重量訓練

　　我的第一本書《你的身體就是最好的健身房》發表於 2010 年（當時還是由我自行出版），很快便獲得熱烈迴響，連同後來的女性版《妳的身體就是最好的健身房》，光在德語區就賣出 50 多萬冊，在其他國家也陸續推出了不同語言版本。截至目前為止，這系列的書籍與 DVD 已被翻譯成 13 種語言，全球各地熱賣了上百萬套。本書指導的這套 90 天挑戰計畫將為徒手重量訓練開啟一個新篇章，強度與效率更勝以往！

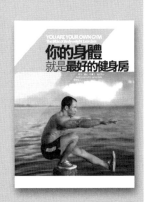

間歇式訓練有另一項優點：碳水化合物是練習過程中的能量來源，在完成練習後還會繼續長時間地燃燒脂肪，這便是所謂的「後燃效應」（after-burn effect）。這也會大舉推進身體的調適措施：肌纖維會修補和組建、肌腱及韌帶會強化、骨質密度會增加、全身的血液流通會獲得改善。

如果想在最短的時間內獲致最大的健身成效，間歇式訓練將是通往成功的道路！本書教導的高強度訓練計畫乃遵循最現代化、最具成效的觀念所設計。從中省下的錢，你可以拿來好好犒賞自己！

 Hooya! --

在本書裡你將一再發現訊息補給站「HOOYA！」，裡面的資訊將幫助你更深一層地認識所述主題，或提供一些相關知識。「HOOYA！」是美國一些特種部隊的隊呼，源自於印第安人，意思是「我還要！」印第安人在作戰前會高呼「HOOYA」，藉此向敵人昭示自己必勝的決心。後來許多特種部隊承續了這樣的呼吼。--

男人為什麼要訓練

有很多理由支持定期做肌力與健身訓練，讓我們從最顯而易見的開始：選手般的美好身材能讓人充滿自信與魅力。寬闊的肩膀，結實的胸肌和背肌，再加上線條分明的腹部（最好有六塊），不僅養眼，還對可能的伴侶或性伴侶有很大的吸引力。

相較駝著背、無精打采、步履蹣跚的人，喜歡自己身體（顯露出隱藏在背後的紀律）的人，往往更能獲得周遭人們青睞。健康、經過訓練過的身體是你最有價值的資產（並非跑車），可說是最好的地位象徵。挺拔的步態、活力十足的動作、滿滿的自信，無論是身著西裝，或是在沙灘上展露身材，都能讓旁人留下好印象；尤其是異性！我要談的絕非錯誤的八塊肌，或是低於百分之五的體脂肪，而是每個人藉日常訓練便能獲得的選手般身材。

　　一早在鏡子中見到自己，你是不忍卒睹地迅速移開視線，還是帶著幾分滿意的心情展開一天？這會造成巨大的差異。某些人，尤其是未做過訓練的人，認為這是虛榮心。其實這完全只是基於一個根本需求：人類自遠古以來，為因應生活的挑戰必須妥善地武裝自己。

　　事實上背後原因不光是為了好看。身體練得好，即可推斷在靈活度與運動機能的培養上超過平均值，循環系統運作良好，有利於預防長期與短期傷病。我常會聽到一些既不做訓練又不選擇飲食的人說：「我現在只想要享受人生！」每回聽到有人這麼說，我便不禁要想：過了 20 年，等到你的椎間盤出了問題或是罹患糖尿病再來說吧！要知道，現在你完成的每一項訓練，都是對未來的投資！

　　那些有目標、有意義地做訓練的人都曉得，運動不僅要有重點，有時還得讓自己吃點苦頭。他們設定了目標，循序漸進地達成。他們會區別輕重緩急，排定優先順序。聽起來就像是個完美的員工，不是嗎？相信我，你在面試時是不是看起來精力充沛，結果會有很大的差別！

　　關於身體的理想狀態就先聊到這裡。也許你目前正在為減少幾公斤脂肪或增加些許肩寬而奮鬥。這也不賴！或許這世上真有些人天生就擁有線條完美的肌肉，可是其他人是歷經鍛鍊才能略有小成。如果你夠堅決，相信你也做得到！

　　也許你正要參照本書開始生平第一次的訓練，又或者在休息了很長一段時間後如今要重拾訓練。這樣更好！因為如此一來，你可以確定自己不會受某些古怪的訓練方法或昂貴的會員資格所誤。你可以循著一條筆直路徑直奔目標，也就是說，你會鍛鍊出實實在在的體能。

　　「體能」是由多個構成部分共同定義，包括了肌力、爆發力、肌耐力、心肺耐力、速度、協調性、平衡及柔軟度。我的訓練涉及到整體的所有面向。好處是，只要持續用這種全面性的方式訓練，V 字身形、大胸肌、強而有力的腹肌與線條分明的四肢等身體變化會自然顯現。

　　不過，不必給自己太大壓力。沒有哪個行業像健身或健康業一樣充斥這麼多承諾與謊言。別被雜誌封面上那些線條完美的男模誤導！那些照片是靠艱苦節食與電腦修圖產生的。請忘記傳統的健美，這種人多半一點也不健康！他們痴迷於

增長越來越巨大的肌肉,把健康當兒戲。我們不僅關心外表,身體機能也是我們關心的重點。

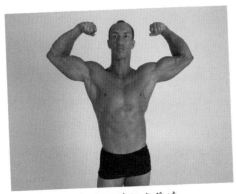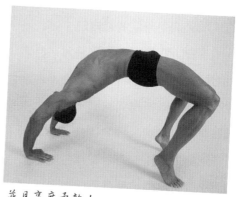

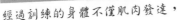
經過訓練的身體不僅肌肉發達,   *並且高度柔軟!*

你會發現,當你認真規律地練習,妥善照顧好飲食,充分享受必要的休息,然後美好的外表、更添自信的魅力、豐沛的活力、更加活躍充實的生活,許許多多的一切都會自動出現!還有一點你該知道,定期的肌力訓練可以促進睪酮分泌,有助於性生活登上新的高峰!

所以,切勿捨棄正途。是的,我們的社會裡依然對男性存有刻板印象,包括了男人該吃些什麼、該如何訓練、該有怎樣的行為舉止。要打破這些既有觀念,在不同環境裡遭遇的難度多少會有差異。無論如何,不必羈絆於昨日的觀點。我們要做的是在往後 90 天裡竭盡所能、全力以赴。我可以向你保證,「新時代男性」的成果絕對會讓你滿意!

肌力訓練是這樣運作的

這本書不是什麼學術論文,但還是該讓讀者稍微了解,肌力訓練基本上會對你的身體造成什麼影響。茲簡述如下:

在做訓練時,也就是肌肉組織承受的負荷明顯高於日常程度,這時參與訓練的部位就微觀層面而言會遭受傷害。聽來似乎不太健康?一點也不

會！事實上，我們的身體為了武裝自己以應付往後增加的負荷，不僅會修復肌肉上的細微損傷，還會強化受損的結構。這種現象稱之為「超量補償」（supercompensation）。我們正是要利用這原則，讓肌肉組織變得越來越強。更確切地說，我們就是要強迫自己的身體去適應越來越強的刺激和越來越難的任務。

　　打個比喻：把肌肉想像成一張紙，鍛鍊肌肉就好比紙張被磨破了一塊。經過訓練後，身體會調適，這時就好比在磨損的地方貼上膠帶。換言之，紙張上的磨損不僅被修補，還得到了強化。這便是所謂的「超量補償」。訓練便是像這樣一步接著一步，慢慢地積累起來。長此以往，肌肉會越來越結實，並且越來越發達。以下是「超量補償」原則的示意圖：

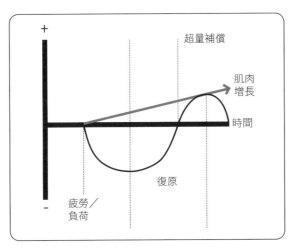

承受高度負荷後接著來一段適度復原，身體會依循「超量補償」原則回應。

　　心臟循環系統和神經系統也會像肌肉組織一樣適應新的負荷。如此一來，血液的養分運輸和肌肉組織的相互協調等，都會運作得更好。這些不僅只出現在訓練期間，還會不斷延續下去！

　　我再說明一次：如果一週做上幾回 30 分鐘的訓練，身體在結實與效能方面將取得長足進步，還會讓你自我感覺良好。倘若你主動、積極地練習，你不可能不喜歡自己。你會發現心理健康也一同受益！

90 天挑戰要做的事

也許你已經參照《你的身體就是最好的健身房》做訓練，讓自己的訓練變得更有效率。也許你現在才要開始。無論如何，90 天的挑戰計畫將帶給你全新的刺激，並獲得顯著成效。這一套高強度訓練計畫乃前所未有，在訓練中，身體及效能不僅會從根本上大幅進步，就連你的心理，以及你對於健康與健身的知識也將大幅提升！

為何是 90 天？一方面，這樣的期間不會太長，便於將所有心力貫注在訓練計畫上有始有終地完成。另一方面，這樣的期間也不至於太短，足以讓某些根本的改變在生活中扎根。簡言之，在三個月內，你將達到一生中的最佳狀態，擁有前所未有的強壯、健康和自信。為此我會清楚說明，你需要知道和執行的一切。

你每週必須訓練三到四回，我會把該做的訓練詳細地告訴你。在不做訓練的日子裡，我們會把注意力轉移到飲食、休養與生活方式。你每天至少必須完成一項功課（有時還會有額外功課）。完成所有功課至關重要，因為這是你和我約定好的挑戰！這項訓練計畫對你有所要求，你不僅得去測試身體的極限，更必須改變對某些事情的觀念。不過，請容我提醒一句：既然你為自己弄來了這本書，想必是有心要為自己的人生改變些什麼或達成些什麼。請好好把握這個機會，現在就將往後 90 天留給這場挑戰吧！我會在你的奮鬥之路上陪伴你、支持你。我很清楚，全力以赴跨越重重難關是什麼感覺。也許在訓練的某一天，你會很想把這本書扔到一邊，離我離得遠遠地，不做這套訓練計畫。你在那天大可這麼做。不過，在那之後還是要繼續練下去！

請注意：今日的功課將是明日的習慣！我為你指出與交代的事，在後續的挑戰期間，甚或在你一生中都應當謹記在心！

每週計畫與每日挑戰如下：

第 1 至 4 週

第1天	第2天	第3天	第4天	第5天	第6天	第7天
訓練	知識	訓練	生活方式	訓練	生活方式	休整

第 5 至 13 週

第1天	第2天	第3天	第4天	第5天	第6天	第7天
訓練	訓練	知識	訓練	訓練	生活方式	休整

　　我們會逐步做好準備工作，從積極、健康的生活基礎到微調等方面。在前四週裡，不僅要為成功的訓練打好基礎，更要以營養豐富且有益運動的飲食、正確的水分補充、仰賴睡眠的充分休整以及贏家的態度來鞏固基石。在接下來的四週裡，把注意力轉向日常生活：該如何準備正確的飲食，如何在遇到困難時也照樣完成挑戰，如何才能心安理得地善待自己？在計畫最後一個部分，重心會擺在讓新的生活方式扎根，進而向前展望並開創出一條道路，通往運動、樂活的未來。這 13 週挑戰的具體內容如下：

各週挑戰一覽表

第 1 週	完美的膳食：如何正確購買食物與進食
第 2 週	盡量喝，但不要熱量！
第 3 週	順利完成每一項練習是你的目標
第 4 週	睡眠是靈丹妙藥
第 5 週	規劃就是一切：工作與日常生活的正確飲食
第 6 週	度過訓練低潮！
第 7 週	抗拒誘惑的方法
第 8 週	用聰明方法給自己獎勵
第 9 週	營養補充品的真相與謊言
第 10 週	你的生活配樂！
第 11 週	健身讓人生充滿樂趣！
第 12 週	永遠愛健身
第 13 週	你成功了！結訓評量

為了更完善地規劃生活，我建議，最好在前一天就預覽次日的挑戰項目。如此一來，就能事先知道明天是要做訓練，還是要出外採買，並思考如何才能最妥善地利用時間。但是，事先預覽超過一天以上的挑戰反倒沒有什麼意義。請將心思擺在每天要做的功課上，以自覺、專注、積極的態度去完成。事先便將所有功課了然於胸，每天做一點練習與預習，肯定能讓你獲得更多的驚喜和樂趣。

這場 90 天挑戰的最終目標是：克服它！代表每一項功課都順利完成。如果可以達成這項目標，你同樣也能達成其他目標。可以確定的是，你的肌肉必會增長，脂肪必會減少！

在這 90 天裡，你要這樣挑戰自己

每個訓練單元的結構相同：首先做暖身運動，接著展開訓練，最後以緩和運動結束。訓練本身不會讓你有磨蹭的機會。有時會預先確定休息時間，有時必須在指定時間之內做完，有時則是當你做的動作組合及重複次數達到了一定數量，才停止該項訓練。為了讓每個人都能接受強度適當的練習，並且在這 90 天當中不至於負荷過度或不足，所有訓練都會劃分成三個強度等級。在接受挑戰的第一天，接著在每週的第一天，之後在每隔兩週，你都可以選擇進階，去完成挑戰性更高的練習。不過，最要緊的是技巧！請對自己誠實，唯有以符合要求的完美形式做練習，才算是完成了訓練！為了培養柔軟度和協調性，不妨在每個第七天額外做一項行動力訓練。如果對某些練習還不熟悉，應該在訓練日的前一晚閱讀練習說明，演練一下動作流程。如此一來，在正式做時便可純熟應用。

在最初四週裡，每週會訓練三次。如果身體適應得了這樣的負荷，我們就會提升強度。在第 5 週到第 13 週裡，我們每週會訓練四次。聽起來很多嗎？你每次的訓練不會超過半小時。只不過，如果你在期間度假或出差，練習依然不能中斷！

總之，拿出你所有的本事，別讓我失望！

在這 90 天裡，你要這樣飲食

男性改善自己身材的目的總是南轅北轍。有人以減少體脂肪為第一考量，有人想增長肌肉和增加重量。在接下來的 90 天與往後的日子裡該如何飲食，取決於你個人關心的重點。

大抵說來，從挑戰的第一天起，一日進食五次（更準確來說，按照間隔三小時的節奏，將進食時間劃分成早餐—點心—中餐—點心—晚餐），這樣的方式原則上所有的人都適用。是的，這或許代表你的飲食方式必須徹底改變。不，這點沒有商量的餘地！我必須不客氣地重申：飲食是左右成敗的關鍵！如果吃得不對，就是在阻礙自己成功！從第 173 頁起可以找到為不同進食時段設計的食譜，另有一些食譜分散在個別挑戰日裡。請從每個分類中找出自己感興趣的食譜。當然，你也可以另尋適合的食譜。至於該怎麼做，我會再說明。萬一有時無法親自下廚，別擔心，我會教你出門在外時如何正確規劃及選擇飲食。有了這些基本認識，你便可以開始接受挑戰。在未來 90 天當中，你還會逐步學會所需的相關知識。

我們可以將訓練目的大略分為三種，並以控制飲食的方式（尤其是控制醣類攝取）來達成這些目的。在這當中，要優先考慮富含澱粉的馬鈴薯、豆類、水果、稻米與全麥製品等，並且要避免精製的麵粉和糖。以下幾種飲食規劃適用於不同的目的：

減重：在五餐中某一餐攝取一個拳頭大小的碳水化合物。

維持體重／塑身：將兩個拳頭大小的碳水化合物分配於五餐中。

增重／增長肌肉：每天任意攝取大量的碳水化合物。

加入蔬菜或水果的奶昔及蛋白質飲品是最佳的搭配，很適合在挑戰期間，特別在做完訓練後用來補充重要的養分。因此我建議準備好一台攪拌器、果汁機或調理機。如果你剛好有一台果汁機，那是再好不過！雖說機器清理起來麻煩，但確實相當實用，因為可以簡簡單單地將所有蔬果丟進機器裡，輕輕鬆鬆做出香濃

可口的飲品。當然，調理機（或至少攪拌器）也可以製作這些飲品。如果居住空間不是很大，起碼得準備一台手持攪拌器。

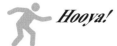 *Hooya!* ---

近年來，碳水化合物在某些圈子裡逐漸成為人人喊打的不健康食物。對此我想做點說明：沒錯，一般說來，我們的確攝取了過多的糖（它是所有碳水化合物的基石），這確實不是什麼好事。諸如糖並不具備真正的營養價值、容易引發飢餓、容易提高罹患糖尿病的風險等，都是我們耳熟能詳的理由。然而，身為一個活動旺盛的人，有時我們會需要高效燃料。在這套訓練計畫裡，你肯定會減少攝取碳水化合物。你應當盡可能完全放棄糖，以攝取例如富含澱粉的蔬菜或全麥製品等所謂複合式碳水化合物取代。在 90 天挑戰開始之前我必須重申一件重要的事：一切全取決於你的飲食品質！---

在接下來 90 天裡，我們將徹底整頓你的飲食。不過有件根本上很重要的事必須說在前頭：如果你想要訓練成功，就必須攝取足夠的蛋白質！對我們來說，蛋白質與氨基酸（蛋白質是由氨基酸組成）是最重要的養分。如果沒有蛋白質，肌肉的生長、維持及修復將無法進行。此外，若是身體裡缺少蛋白質，我們也將缺乏強健的免疫系統和穩固的結締組織。富含蛋白質的食物不僅十分可口，而且容易給予飽足感，可說是實效性十足。因此要記住，往後的每一餐都不能讓蛋白質缺席！

下列這些食物的蛋白質絕對含量很高，每 100 克當中含有：

蛋白粉（源自奶、乳清、蛋）	80-90 克
蛋白粉（源自豌豆、稻米）	約 80 克
酸乳乳酪	約 35 克
黃豆（熟）	約 35 克
哈茲乳酪	約 30 克
鱒魚片（燻製）	約 30 克
燻製生火腿	25-30 克
火雞（雞胸肉）	25-30 克

麥麩	25-30 克
雞胸肉	25-30 克
乳酪（埃文達、豪達、埃達姆）	25-30 克
紅扁豆	25-30 克
花生	約 25 克
水煮鮪魚	約 25 克
燻製鮭魚	約 25 克
牛肉	20-25 克
豬肉	20-25 克
鮭魚排	約 20 克
乾製鷹嘴豆	約 20 克
熟火腿	約 20 克
燻製鯖魚	約 20 克
腰果	約 20 克
小蝦	15-20 克
碎牛肉	15-20 克
鴨胸肉	約 15 克
軟白乾酪	10-15 克
凝乳（10%脂肪）	10-15 克
雞蛋	約 10 克
豆腐	約 10 克
腰豆	約 8 克
豌豆	約 5 克
牛乳，優格（3.5%脂肪）	約 3.5 克

　　食物中的蛋白質並非全都能被身體良好地轉化成自體蛋白。所謂的「生物價」表明了，氨基酸（蛋白質的成分）非常適合人類的再利用。簡言之，食物的生物價越高，越有利於身體建構與修復肌肉。雞蛋是判別食物具有的生物價標準，雞蛋含有的蛋白質其生物價為 100。不過，食材含蛋白質的生物價能藉由混搭食材而提升。這項數值並不代表食物的蛋白質含量，代表的只是食物的可利用性！所以，最理想的情況就是混搭「同時具有」高生物價及高蛋白質絕對含量的

食物。

下表例舉了某些食物的生物價及具有極高生物價的食物混搭：

35％雞蛋與65％馬鈴薯	137
75％牛奶與25％麵粉	123
60％雞蛋與40％黃豆	122
70％雞蛋與30％奶	122
80％牛肉與20％馬鈴薯	114
乳清蛋白	110
雞蛋	100
牛肉	92
鮪魚	92
牛奶	88
黃豆	85

表中食物混搭的比例與總重量無關，而是指食物內含的蛋白質比例。舉例來說，雞蛋（每 100 克含有 10 克蛋白質）與馬鈴薯（每 100 克含有 2 克蛋白質）混搭可以是 10 克蛋與100 克馬鈴薯。牛肉（每 100 克含有 20 克蛋白質）與馬鈴薯混搭則可以是 100 克牛肉與 250 克馬鈴薯。

Hooya! --

在市場上除了傳統的蛋白粉，還買得到許多其他產品。產品的廠商往往會宣稱，它們正好含有成功訓練不可或缺的氨基酸。為此，他們用色彩繽紛的瓶瓶罐罐去包裝產品，賦予一些華麗的品名。簡單一句話：你根本不需要這些東西！不如把錢花在別的地方。事實上只要飲食均衡，如有必要輔以一些中性的蛋白粉，就可以妥善獲得所需要的營養。--------------------------

你最應當知道的重要問題與答案

訓練開始前，或許你有一個或很多疑問。讓我來說明一些最重要的問題！

我熱愛長跑。可是你說耐力訓練其實沒什麼用。我是不是該停止長跑？

不！你當然可以繼續跑步、騎腳踏車、游泳，或是做一些覺得有意思的運動。只要樂在其中，儘管去做！我絕不會澆熄你的熱情。因為，走向戶外、用力深呼吸、促進血液循環等，對身體都很好。最好將自己的耐力活動排在沒有訓練的日子。如果你已是進階的運動員，每週至少安排一個休息日。如果你是初學者，每週至少安排兩個休息日。不過，你必須明白一點：在減少脂肪、增加肌肉及全面性塑身上，我們的徒手重量訓練要比耐力運動優越許多！此外，跑步可能會讓你減少肌肉！如果挑戰目的是為了盡可能改善自己的身體組成和體型，你不妨保留原先的耐力運動。

有硬性規定要從星期幾開始挑戰嗎？

基本上，這場挑戰是以七天為節奏，這樣一週作息會有規律，訓練計畫一目了然。雖然不必非得從星期幾開始，不過，若是情況允許，我會建議最好從星期一開始。如此一來，所有訓練日都落在週間，你可以好好利用週末時間做休整。

我還有做其他運動，該如何與 90 天挑戰計畫結合？

請盡可能在沒有安排訓練的日子去做其他運動，或者在訓練日不與個人的運動日重疊的情況下，開始這項訓練計畫。也就是說，只要你沒有錯過或跳過任何一個挑戰日，我們的訓練總會固定在一星期裡的那幾天。如果你的狀況相當不錯，只是偶爾和朋友去打場網球，在某個訓練日裡做一下別的運動也無妨。

不過我還是強烈建議：如果你是有經驗的運動員，每週至少安排一個休息日；如果是初學者，每週至少安排兩個休息日，在休息日裡除了散步或輕鬆的行

動力訓練外，其他一概不允許。即使是頂尖運動員，也必須在訓練計畫中保留一些休養時間。

訓練時該穿什麼樣的服裝和鞋子？

基本上，要穿些什麼沒有硬性規定，只要服裝不妨礙活動。緊身牛仔褲並不適合，運動短褲是不錯的選擇。如果在戶外做訓練而時間並非夏季，請務必多帶件衣物，做完訓練滿身大汗時可暫時套在身上。至於鞋子，最重要的是能讓你站穩。如果喜歡也可以打赤腳，或是套上一雙舒適的鞋子都無妨，重點是要有穩定性。

萬一受傷生病了無法做訓練，該怎麼辦？

為求復原，還是要繼續執行我們的飲食計畫。如果有足夠的力氣，而且感覺到有活動的必要，白天不妨抽個 15 分鐘的時間到戶外去散散步、呼吸一下新鮮空氣，也可以盡可能柔和地做我們的行動力訓練（參閱第 40 頁）。你應該等到身體狀態恢復到足以全力以赴，再繼續這場 90 天的挑戰。切記，不要爭強好勝，先把身體養好再回來全力衝刺！

萬一在訓練期間要去度假，該怎麼辦？

當然得把這本書裝入行李，毫不間斷地繼續執行訓練計畫！徒手重量訓練走到哪裡都能做。萬一你去登山、攀岩，每天都吊在繩子上根本無法訓練，這時不妨盡可能維持原本的飲食計畫，整場挑戰則等到假期結束再繼續。如果你預計要與好友來趟行程全包的假期，乾脆在這段時間把健身挑戰擱在一旁，不過盡量設法減少阻礙。如果可能的話，最好還是避免訓練中斷。一旦休息超過兩個星期，這場挑戰就等同於失敗，意味著你必須從頭來過。

萬一某一天無法完成必須完成的功課，我該怎麼辦？

請先誠實地回答自己：為什麼你做不到？我在某幾天可能會要求你做些剛開始或許很不習慣甚至於很不舒服的功課，不過這些功課並沒有哪一項是無法完成的！這場 90 天挑戰裡的每一項功課都是成功的基石，因此絕對不能跳過任何功課或訓練日。如果無法完成某一天的功課，請隔天繼續努力完成！容我提醒：唯有成功地完成「每一項」功課，才算是通過挑戰！只有在例外情況下（我指的是真正的例外，例如你去爬了 12 個小時的山，或搭了一整天的飛機），可以將某個訓練日與沒有安排訓練的隔日相互對調，如果這麼做可以方便你執行既定行程。不過請注意，切勿接連三天都在做訓練！

我不是很有耐性，急著想要成果。請問何時可以見到初步訓練成果？

你不該每天站在鏡子前打量自己，更不該每天量體重。基本上在訓練兩週之後，才會感覺到自己的生活感受和體態出現一點初步變化（尤其是初學者）。這時你也會感覺自己的肌肉結實了一點。大約過了一個月後，外表便會有明顯改進。當然，這一切都要看你在訓練、飲食和休整這些方面是否都遵照指示內容確實執行。

我有運動舊傷或身體某些部位活動受限，我該做何考量？

請找醫生問清楚，你是否能夠做肌力訓練或在哪些條件下可以做。關於這一點，我完全無法幫你決定。如果身體嚴重受限，你將很難通過這場挑戰，因為所有練習終究需要全身配合才能完成！

我想要確實增厚我的肌肉。借助這場 90 天的挑戰，有辦法達成這一點嗎？

可以！如果你能充足且妥善地飲食。這並非要你吃得飽飽的，而是正確地攝取營養。請不要低估了增重飲食計畫的費用！你必須隨時準備好正確的飲食。

我該如何把這場挑戰和別種徒手重量訓練計畫結合？

做我設計的這套挑戰就完全不需要做其他的健身計畫。如果你有雄心壯志想增加更多訓練，那麼請注意，每週務必保留兩天或至少一天休息！

我很愛運動，已經在做肌力訓練。但是在做某些徒手重量訓練的練習時，我卻覺得自己像第一天上陣的初學者！是我的錯嗎？

或許你一點也沒錯！鋼琴彈得好的人，小提琴未必拉得一樣好。學習新樂器往往需要點時間才會上手，學習 90 天挑戰裡的練習也一樣。特別在柔軟度方面，全然迥異於一般的健身訓練。值得慶幸的是，我們的練習會比學小提琴更快上手。

我該在幾點做訓練？

許多人選擇下班後的固定時間訓練，但是最好選在你累癱在沙發上之前。只要時間許可，也可以早起做訓練。在這問題上大可做點實驗，身體會告訴你，它在哪個時間能有最佳表現。經過第一週、第二週，最遲到第三週，你就會培養出固定的訓練時間，把訓練輕鬆融入每日計畫。

我家裡已有啞鈴或其他重物，能不能在某些練習裡額外利用它們來提升訓練的難度？

其實沒必要！這場 90 天挑戰的成效主要是透過訓練的強度。你很快就會發現，這些訓練的挑戰其實已經足夠。此外，我也對評量訓練和三種不同等級的練習做了準確的設定。借助啞鈴或其他重物，或許會扭曲你的訓練成績。

我有很長一段時間沒運動，覺得連初階的練習都很難。我還能接受挑戰嗎？

是的，絕對可以！如果在訓練過程中覺得身體需要休息，請儘管休息。如果

某些訓練需要超過 30 分鐘才能完成，也請多花點時間。重要的是你開始接受挑戰，全力以赴地做訓練。如果肌肉在達到訓練設定目標前已經完全沒力，就算再多做一下也不行，這時不該懊惱，要為自己奮戰到此地步感到驕傲！你會發現，只要堅持下去，一定能逐步改善。

我吃素，該如何配合本書指示的飲食方法？

如果你吃的是奶蛋素：在食譜裡同樣能找到一些可根據自己喜好仿製的素食餐點。重點是，就算沒有吃肉類和魚類，同樣能攝取充足的蛋白質。

如果你吃的是全素：我無意對你的飲食方式不敬，不過，吃全素並不利於這場 90 天的挑戰。因為沒有攝取動物性食物，將缺乏許多有效肌力訓練所需的營養。如果可能的話，建議調整蛋白質的攝取，以配合挑戰所需的飲食。此外，在本書第 182 頁能找到營養豐富的全素冰沙食譜。

乳糖不耐症者可以用豌豆與米蛋白粉取代奶蛋白粉。在超級市場裡已經買得到無乳糖的牛奶凝乳。

計畫開始前的自我檢視

在正式開始挑戰前,必須先解決幾件事。第一件事,你必須有計時器協助測量時間與遵守時程。大部分的智慧型手機都有這樣的功能。只要你高興,也可以準備一只傳統的碼錶。此外,請在訓練時,身邊都帶一本筆記本,最好還能準備一本小月曆(如「自我挑戰成功日誌」),把自己的練習時間和次數準確記錄在上面。

第二件事,開始訓練計畫前要確認你目前的狀況。為此,請僅身著內褲對著鏡子為自己照張相。重點:這張照片必須忠實呈現你目前的樣貌。在這前提下,照相必須避免光線因素造成的錯覺,因此最好在室內拍攝,光源要從上方直接照射。

如果你願意,不妨也量一下體重,但並不必太在意體重計上見到的數字。為什麼?我以後會解釋理由。如果你的主要目標是減少脂肪,就別去量體重,而是找一件目前穿起來合身的褲子。在挑戰結束時,這件褲子可以用作「對照組」。要確認訓練前狀態,最簡單的方法莫過於使用捲尺:量量自己的腰圍(以肚臍為準)和胸圍(以乳頭為準),把數值記下。

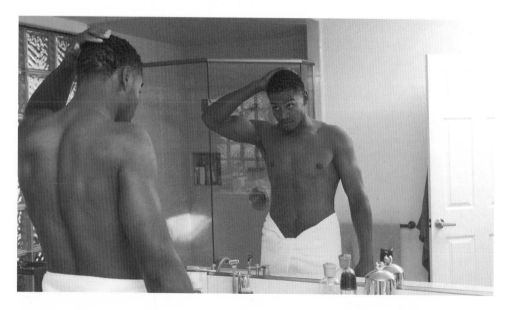

　　你知道自己可以做幾下伏地挺身、深蹲或引體向上等動作嗎？請試著做做看，確認自己到底可以做幾下。還有件很重要的事：請描繪一下自己現狀的全貌，無論是日常生活還是健康情況。我在下面要問你一些問題，請誠實作答，但是把答案保留到挑戰結束。我們會回過頭來檢視！

- 你認為自己平日的活力有多高？是否在工作與閒暇時都能吃苦耐勞？你的本性是偏向積極還是消極？
- 你是否睡得好，每天早上起床總是朝氣蓬勃？或是比較喜歡賴床？
- 你的身體在本能上渴望哪些食物？是否每週吃多次速食或冷凍食品？
- 面對他人時，你是否感到自信與強大？或是會感到不安與害羞？
- 必須做決定時，你是否常常猶豫不決？是否常常會推辭那些自己不喜歡的事？
- 是否因為在辦公室工作久坐而背痛？
- 你的自然體態是直挺的還是彎曲的？
- 你是否能刻意地去運動小肌肉與肌肉群？
- 你是否喜歡活動，而且規律地做運動？還是經常無所事事待在家裡？

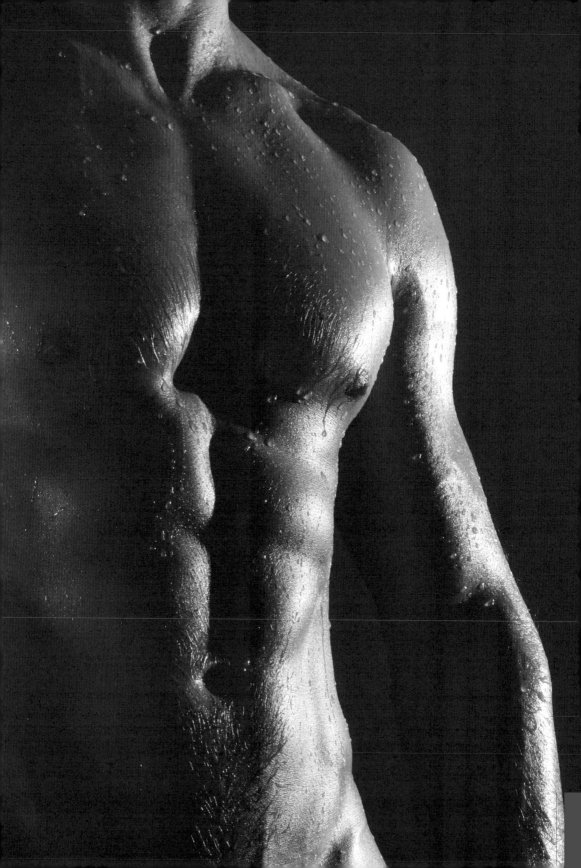

挑戰計畫

第 1 天到第 90 天

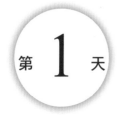

第 1 天

我已經等不及要和你一同迎接這 90 天的挑戰！你已知曉所有最重要的訊息，現在你躍躍欲試。從今天起盡情揮灑汗水，分泌腦內啡！讓我們先從你的評量訓練開始吧！

今日訓練：評量

暖身運動（第 138 頁）

第 1 級：每項練習 4 個回合

1. 肘稱搖擺（第 141 頁）　目標：每回合 25 下
2. 雙足前置讓我進去（第 151 頁）　目標：每回合 12 下
3. 後弓箭步（第 161 頁）　目標：每回合 12 下（每邊 6 下）
4. 窄式三點伏地挺身（第 146 頁）　目標：每回合 12 下（每邊 6 下）

　　請依次完成每項練習 4 個回合，在練習過程中，每做 30 秒鐘就休息 30 秒鐘。請計算確實完成的次數，並在每個回合完成後記下。

　　如果每個回合都能達到規定的次數，就可以在接下來的訓練裡晉升到第 2 級的訓練；如果不能，就維持在第 1 級的訓練。

　　「動作確實」是重要的判斷標準。請對自己誠實！不確實的動作不算數。如果肌力夠，可是在協調性、平衡與柔軟度方面仍不足以完成一次練習，那麼請繼續維持在第 1 級的訓練。

緩和運動（第 170 頁）

 Hooya!

　　競爭的念頭深植於我們男性的腦海中。雖然這 90 天的挑戰只有你一人參與，不過面對的是最重要的競爭——與你自己的競爭！你必須達成目標，在每回的訓練中提升自己的價值，為此你要忠實地記錄成績。每一天都有機會超越昨天的自己。好好把握機會！

我的秘訣

　　請注意呼吸要規律；在對抗重力時吸氣，反之則呼氣。切勿習慣在負重時憋氣。那不僅會讓你面紅耳赤看起來不健康，身體也需要充足的氧氣供應。

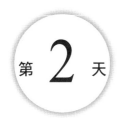

第 2 天

想必你今天還想繼續練習！阻止你實在非我所願。然而，成功的訓練並非只有操練，相關知識同樣不可或缺。關於這一點，也請放心交給我。所以，請注意了！

今日訓練：完善自己的飲食！

真正的健身與健康有許多支柱。如果飲食不正確，你將無法一如所願地減重、增重，或讓身體線條分明。如果你不給身體充足的時間復原，會阻礙自己身體的發展。還有，各種心理因素和動力也扮演著重要角色。因此，除了全力以赴地練習，我還期待你下定決心放棄舊有、不健康的生活方式，給新的生活方式一個機會。一開始你肯定會懷疑，但心中也充滿好奇。特別是在男性和飲食這個主題上，我經常會見到「給我肉排、薯條和啤酒，其餘免談」的頑固態度。切勿扯自己的後腿！因為我已經解釋過：我們要一同挺過這 90 天挑戰，並非為了能多做幾下伏地挺身；之所以要通過挑戰，是為了在往後人生中達成更多目標！這一切的前提是：具備強健的身體，擁有警敏的心靈！

請仔細閱讀下一頁文章，在接下來的 90 天挑戰裡，徹底落實其中所講述的飲食準則！

額外功課

準備一本便條本或小冊子，用來日後寫下飲食日記。這樣會更容易控制自己的蛋白質攝取。

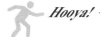 *Hooya!* ---

短時間內的極端作法很愚蠢。恆久一貫的飲食方式才是唯一真正能幫助我們獲得且維持運動員身材的方法。當然，還要搭配持之以恆的肌力訓練。-------------------------------

完美的膳食：如何正確購買食物與進食

你是否見過有人出發去度假前，先把廢油加進車子的油箱裡？從沒見過？這不奇怪！因為開車最好要加汽油。類似道理也適用於我們的身體：燃料的價值越高，效能越好。換句話說：沒有正確飲食，再好的健身計畫也不會奏效！

從現在起，必須將兩件事銘記在心：多喝水，多吃蔬菜。這是健康飲食的基礎。

還有一件同樣十分重要的事：攝取充足的蛋白質！你可以從肉類、魚類、家禽、海鮮、蛋、堅果等食物獲得較多的蛋白質，奶製品和豆製品也含有少量蛋白質。蛋白質和氨基酸（蛋白質的成分）是我們的重要養分，身體需要它們來增長與修復細胞。簡單來說，這意味著沒有蛋白質，肌肉便無法運作，身體也無法變得更緊實或更為線條分明！

以下標準值可以當作參照依據：為維持理想體重，每公斤體重每日所應補充的蛋白質不得少於 1.5 公克（而且不可超過 4 公克，因為已超過人體可利用的限度）。例如體重 60 公斤的人，每日應攝取 90 克蛋白質，而且最好分配在五餐裡。100 克的魚類、肉類、家禽或海鮮含有大約 20 克的蛋白質，一顆蛋大約含有 7 克。

從現在起，蛋白質將成為每一餐的基礎。在吃之前要先問自己：這裡頭究竟含有多少蛋白質？在超市裡要閱讀食物成分及營養標示，弄清楚食物的蛋白質含量；要養成這個習慣。

我們不需要的是那些不必要的糖，那其實是劣質的碳水化合物。廉價、空洞的熱量會玷汙我們的食物，不但讓血糖像坐雲霄飛車一樣高高低低，更經常讓我們被強烈飢餓感襲擊。就每日飲食分配而言，根據你個人的目標，早餐相較於其他時段可允許攝取較多的碳水化合物。請注意，從被假定為健康的果糖到蔗糖一直到麥芽糖，醣擁有許多不同名稱。相對的，聲名狼藉的脂肪卻始終只有一個名字。相較於碳水化合物，脂肪對我們身體的生存至關重要。在脂肪中，我們應該優先選擇不飽和脂肪。脂肪可以帶來飽足感，避免我們在進食後很快又感到飢餓。主要可以從堅果中攝取所需脂肪，油脂、蛋類或富含脂肪的魚類也行，偶爾也能從乳酪攝取。請注意，切勿食用人工、氫化的脂肪，它們多半出現在以工業化方式大量製造的加工食品和油炸食物裡！

　　從現在起，購物時千萬別再先去關注產品的華麗包裝，應當立即檢視食物的成分和營養價值。你該優先考慮購買富含蛋白質與優質脂肪的食物。相對的，請把富含醣類的食物擱在一邊。至於蔬菜，就隨你的意多買多吃。

　　我不希望你變成一台活的卡路里計算機！如果食物的質是對的，其實不必過於擔心量的問題，也無須去計算維他命與礦物質。只要飲食均衡，原則上就能攝取到足夠的營養。

　　在本書後面（自第 173 頁起）可以找到一些三餐及點心的食譜。我建議，至少在剛開始的階段完全照食譜飲食，或是用來調適飲食習慣。一旦對這飲食計畫全部了然於胸，就可以著手研發自己的食譜。

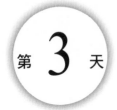

第 3 天

今天的計畫是做第二個訓練。我們已經有個好的開始！肌肉還會疼嗎？先不要管肌肉疼了。最遲到第三週，你的身體便能完全勝任，訓練完隔天就不會再感到肌肉痠痛。我們繼續做下去！

今日訓練：作品

暖身運動（第 138 頁）

第 1 級：4 輪

1. 蠍子高踢（第 143 頁）
2. 殭屍深蹲（第 164 頁）
3. 窄式三點伏地挺身（第 146 頁）
4. 跳傘式（第 153 頁）

第 2 級：5 輪

1. 蠍子側踢（第 144 頁）
2. 囚犯深蹲（第 165 頁）
3. 肩寬式三點伏地挺身（第 147 頁）
4. 雙臂 T 字跳傘式（第 153 頁）

請先從第一項練習做起，每項練習先做 45 秒（雙邊練習要在某一邊做完一下後，換邊繼續），接著休息 15 秒，然後改做下一項練習。請根據自己的等級做 4 或 5 輪練習；一輪等於完成所有練習。請試著保持速度穩定，在訓練的 45 秒裡不要中斷。練習完成後，請記錄下在最後一輪中，每項練習各重複了幾次。

緩和運動（第 170 頁）

訓練後：飲用慕尼黑騾子健身奶昔

每份含有約 25 公克蛋白質
1 塊薑（視辣度而定，不超過拇指大小）
2 顆蘋果，半條黃瓜
2 湯匙中性蛋白粉或 150 公克低脂凝乳
如有必要，可加一點水稀釋
將所有材料放入調理機或用攪拌器打勻！

我的秘訣

不妨在每回訓練結束後喝杯低脂奶昔，蛋白質有益於身體增長與修補肌肉。升糖指數高的糖在這種情況下幫助你儲滿能量。在飲食計畫裡，奶昔可以取代訓練後的正餐。

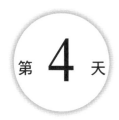

第 4 天 你的筋骨還因為頭兩回的訓練而隱隱作痛？別被肌肉痠痛嚇著了！你應該為自己感到驕傲，因為你已跨出改變人生最重要的一步！現在就讓我們一起激發熱情，迎接接下來的功課！

今日功課：聰明購物

你是否一直將購物的工作交給他人代勞？好了，以後不許再如此下去！如果你想通過挑戰，就必須在這件事情上親力親為。超級市場裡匯集了千百種誘惑，因為食品集團的行銷部門使出了渾身解數販售商品！從現在起，你必須看清華麗外表背後的真相，別再讓食品工業把你耍得團團轉。當你今天去購物時，務必弄清楚，自己手裡拿的究竟含有什麼成分。蛋白質、蔬菜和優質脂肪才是我們要的。此外，產品的原料清單越短越好。如果某項產品的原料清單足以組成半個化學實驗室，切勿把它放進購物車裡！我們也不需要增味劑；請特別提防那些含有味精或看似無害的酵母抽取物食物。從現在起，你應該買回家的食物是這些：每天至少要有三份蛋白質（其中可包含凝乳或軟白乾酪），以及至少三（大）份蔬菜。你不該買「空洞的」碳水化合物、工業化大量生產包裝的糕點、糖果與零食（如洋芋片）回家。請睜大眼睛看清楚，切莫被包裝上的任何飲食建議誤導。那些東西對我們的目標沒有一點用處。

額外功課

購買魚類、肉類與源自奶製品的蛋白質各一種。蛋白質的來源越多元，對你越有益。順道一提，牛乳有很高的營養價值，我們將它視為食物，不是飲料！

速成點心

每份約含 20 公克蛋白質

1 根香蕉
1 盒（約 150 公克）軟白乾酪
1 茶匙肉桂

將所有材料放入小碗裡拌勻。開動！

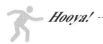 *Hooya!*

最好用自然的方式補充蛋白質。有時這並不容易，因此可利用蛋白粉。蛋白粉的蛋白質含量應超過 80%，最好能超過 90%，而且要含有乳清蛋白。這樣的蛋白粉很適合用來製作訓練後飲用的奶昔。其成分列表越短越好，而且應當盡可能不含化學添加物。

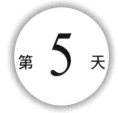第 **5** 天

第三回的訓練在今天登場！想必你已經鬥志昂揚，要在每項練習中盡可能獲得最好成績。當一切都確實做到了，請好好享受那美妙的感覺！你會發現，訓練後吃的點心和菜餚也都變得分外可口。

今日訓練：騷動

暖身運動（第 138 頁）

第 1 級：16 分鐘

1. 後弓箭步（第 161 頁）　8 下（每邊 4 下）
2. 窄式三點伏地挺身（第 146 頁）　6 下（每邊 3 下）
3. 羅馬尼亞式單腳硬舉（第 158 頁）　8 下（每邊 4 下）
4. 雙足前置讓我進去（第 151 頁）　6 下

第 2 級：20 分鐘

1. 側弓箭步（第 162 頁）　6 下（每邊 3 下）
2. 肩寬式三點伏地挺身（第 147 頁）　6 下（每邊 3 下）
3. 雙臂 T 字羅馬尼亞式單腳硬舉（第 159 頁）　8 下（每邊 4 下）
4. 雙腿彎曲讓我起來（第 152 頁）　6 下

　　請做適合自己等級的練習。依照先後順序，在完成指定的次數後，換做下一項練習。盡可能在指定時間內完成多輪的練習。你隨時可以休息，不過，盡量不要中斷練習，休息的時間也切勿過長。在訓練結束後，請記錄一下完成整輪練習的次數。

緩和運動（第 170 頁）

我的秘訣

　　萬一必須休息，不妨用力做兩、三次深呼吸，緊接著繼續訓練。相較於訓練到精疲力竭再來長時間休息，不如頻繁且短暫地休息。

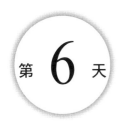

第 **6** 天

如果在過去幾個月裡沒做什麼運動，今天你肯定會覺得頗有壓力。事實上也該如此！這場 90 天挑戰可不是養生課程。切記，現在你投資的一切，最終必定會給你回報！

今日功課：先做盤點，接著清理

或許你會覺得改變飲食習慣要比進行訓練來得困難。請記住，除了迎接挑戰，你別無選擇！今天就請你檢查自己的冰箱、櫥櫃和其他藏東西的秘密地點，清查你在家裡窩藏了哪些食物。從今天起，糖果、零食、洋芋片、酒，以及像麵粉製品之類無營養價值的碳水化合物等，都必須列入飲食黑名單。不妨將這些東西送給愛好此道的人，將碳水化合物藏在置物架深處。改變飲食習慣完全與自虐或掃興無關！簡單來說，我們只是（再次）教導身體，什麼東西對它好。無非就是優質的動物性蛋白（最好是來自本地生產）、奶製品、油脂、原味堅果、香料（我指的是真正的香料，如胡椒或肉桂等，蕃茄醬不算！）、藥草和（想必你已猜到）蔬菜，而且要多多益善！

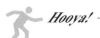 *Hooya!* --

脂肪（每克 9 大卡）比蛋白質或醣類（每克 4 大卡）含有更多熱量。然而相對於醣類，脂肪更為必要，且是維生所不可或缺。脂肪不僅能給我們飽足感，多半還相當可口。雖然低脂飲食的人數始終居高不下，但他們的做法卻與健康飲食和有益的營養攝取無關，只是在做卡路里的數學題。我們不關心那些數字，我們關心的是品質。脂肪的品質無可爭議。------------

我的秘訣

牛肉乾是適合隨身攜帶食用的優良蛋白質來源。不過請注意，某些製造商會添加一些完全不必要的增味劑！如果你不吃肉，不妨試試素食小香腸（請注意，蛋白質含量要高，碳水化合物含量要低）。

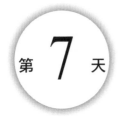

第 **7** 天

你已經熬過了六天外加三回訓練。做得好！這個訓練計畫一點都不輕鬆，可是你沒有放棄，所以值得好好休息兩天。這並不代表我們將無所事事。雖然今天你不需要把自己操到精疲力竭，但還是得做點有益的事。

今日功課：休整——去做做三溫暖或蒸氣浴

在這 90 天挑戰的第一週裡，也許你已改變了許多過往生活的習慣。不管怎樣，你一定努力做了訓練。既然身心俱疲，必然要放鬆身心。在附近找個附設三溫暖的游泳池，花兩、三個小時（之前之後都不要安排重要行程），去做做三溫暖、蒸氣浴或 SPA，讓自己放鬆一下！當然，你能全力挺過 90 天挑戰十分重要（我也別無所求！）。然而對於訓練的成功，甚或人生的成功，安排一些恢復精力的階段也十分重要。事實上肌肉並非在承受重負時增長，而是在像今天這樣的休養中。正是現在，你的身體正在為你變得更強壯。請支持自己的身體；當然，別忘了也要正確飲食！

行動力訓練

不妨在每天起床後和上床前做一下行動力訓練。我們可以將一般訓練中的暖身運動（第 138 頁）與緩和運動（第 170 頁）當成行動力訓練的練習。請注意，練習時動作要緩慢而確實！不必太過用力，不過要專心，並且放鬆心情。

1. 四足跪地轉腿　10 下（每條腿 5 下）
2. 側臥旋肩　10 下（每邊 5 下）
3. 四足跪地轉下犬式　10 下
4. 手臂高舉單膝跪地　10 下（每邊 5 下）
5. Z 字拉伸　每個姿勢與每邊維持 20 秒
6. 坐姿分腿側拉　每個姿勢與每邊維持 15 秒
7. 蠍子拉伸　每個姿勢與每邊維持 20 秒

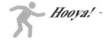 *Hooya!*

男性往往忽略柔軟度為體能的一部分。在健身房裡會看到許多男性心不甘情不願地做柔軟度練習；畢竟，其他人都在一旁舉重。這是一種輕忽！事實上，柔軟度不足會嚴重妨礙身體的發展！

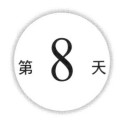

第 **8** 天

雖說休養對你和身體十分重要，但是也不能過於耽溺！今天我們又要來挑戰極限！你已經在第一週見識過這項練習，因此可以把焦點完全放在自己的表現上。

今日訓練：評量

暖身運動（第 138 頁）

第 1 級：每項練習 4 個回合

1. 肘撐搖擺（第 141 頁）　目標：每回合 25 下
2. 雙足前置讓我進去（第 151 頁）　目標：每回合 12 下
3. 後弓箭步（第 161 頁）　目標：每回合 12 下（每邊 6 下）
4. 窄式三點伏地挺身（第 146 頁）　目標：每回合 12 下（每邊 6 下）

第 2 級：每項練習 5 個回合

1. 手臂向前伸肘撐搖擺（第 142 頁）　目標：每回合 12 下（每邊 6 下）
2. 雙腿彎曲讓我起來（第 152 頁）　目標：每回合 10 下
3. 側弓箭步（第 162 頁）　目標：每回合 12 下（每邊 6 下）
4. 肩寬式三點伏地挺身（第 147 頁）　目標：每回合 12 下（每邊 6 下）

　　請根據自己的等級依次完成每項練習 4 或 5 個回合，在練習過程中，每訓練30秒就休息 30 秒。請計算實際完成的次數，在每個回合完成後記下。

　　如果你先前一直在做第 1 級，如今每個回合已經都能達到規定的目標次數，接下來便可調升到第 2 級；如果不能，就還是維持在第 1 級。如果你先前一直在做第 2 級，如今每個回合已經都能達到規定的目標次數，接下來便可調升到第 3 級；如果不能，就還是維持在第 2 級。

緩和運動（第 170 頁）

我的秘訣

　　能進行最高等級的訓練固然很好（如果你夠努力，假以時日必然可以達成），但是盡快調升至最高等級不該是你的目標！這些訓練的設計，能讓你在每項練習的每個難度等級中超越極限。這一點十分重要！

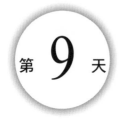

第 **9** 天

又度過一次艱難鍛鍊，今天我們要來學點理論。你比較想要做訓練？很高興聽你這麼說，態度不錯！我向你保證很快就會再上場挑戰，只不過今天得來點頭腦體操！

今日功課：反省一下你的飲水習慣！

我們男性要去應付健身與健康產業的行銷花招並不容易。不信的話，隨便去翻翻任何一本健身雜誌吧！生意人總會告訴我們，服下這些藥劑，就能進行前所未有的強效訓練；喝下這些飲料，就能發揮神奇無比的修復功能。對於水分補充，那些宣稱的神效簡直是無稽之談，許多健身房甚至會鼓勵會員加入他們的飲料方案，讓會員每個月多付一點錢去買糖水喝。我們在每間超市裡都可以見到許多藥片和運動飲料，售價正如其宣稱的效果，同樣令人咋舌。不少大廠很清楚當前趨勢，動輒為產品冠上一些「維他命」的美名。別相信那些鬼話！訓練成功的關鍵始終在於認真地訓練及有紀律的飲食意志。說到喝，其實一點也不難。我在下一頁告訴你什麼對你有益，什麼最好別去碰。

額外功課

請製作一張清單，列舉出你經常飲用的飲料。然後拿這張清單和下一頁陳述的準則做比較。

我的祕訣

除非你想大舉增重，否則現成的蛋白飲品或蛋白棒大多一點用也沒有，泰半只是威力強大的蜜糖炸彈。自己動手做是比較好的選擇，如此一來，你還能自己決定奶昔裡加什麼料。

盡量喝，但不要熱量！

　　我承認，要做到完美膳食不容易，當我們出門在外無法親自準備餐點時尤其困難，因此你一定樂於聽到喝水比較容易解決。從現在起，除了某些例外（我稍後會解釋），你就只能喝水！標準為每日三公升，不要再喝其他飲料攝取多餘的熱量，更不要攝取甜味劑。萬一你真的很想喝，就以低卡飲料解饞！

　　汽水是這個社會裡為禍最烈的肥胖製造者。沒有人會把糖一匙一匙鏟進自己嘴巴裡，可是當糖溶在液體中，這件事就不難了。半公升的可樂或檸檬汽水含有 50 克的糖，根據飲料配方不同，大約可換算成 15 至 20 顆方糖。粗略來算，半公升汽水含的燃燒熱大約為 200 到 250 大卡。我之所以刻意點出燃燒熱，是因為這些飲料除了熱量以外，什麼營養價值也沒有。儘管如此，許多人還是樂此不疲地將那些超大瓶汽水從超市一箱一箱載回家。

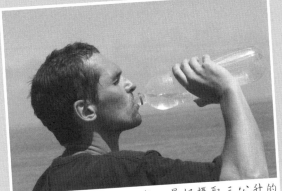

水對維生非常重要，每日最好攝取三公升的水。

　　有問題的飲料還包括果汁。商家經常喜歡用販售健康的手法來行銷。飲用果汁其實並不健康——嚇壞你了吧！在你眼前（最好是由你親手）新鮮榨取的果汁或許可算例外，不過就連鮮榨果汁也會供給不必要的熱量。主要是因為了延長保存期限，所有陳列在超市貨架上的果汁都會經過高溫殺菌處理，此舉有害水果原本含有的維他命，尤其是維他命 C。為此，商家往往會在高溫殺菌後再添加人工維他命；它們的效益和與人體的相容性至今仍令人存疑。既然天然、原始的果汁要好上許多，為何要喝假果汁呢？因此，新鮮榨取的果汁是可以容許的例外。

　　至於近來在市場上攻城掠地的冰沙：親手製作的新鮮冰沙不失為正餐間的美味點心。不過遺憾的是，你在坊間買到的冰沙同樣是廢物。相同的原則在這裡也適用：當你見到「高溫殺菌」的字眼，還是少碰為妙。

　　當然，我們少不了也得談談飲酒。對此我只能明白告訴你：在整場挑戰期間你必須滴酒不沾！我無意在此和你討論喝酒是種享受，能否為我們提升生活品質。這是套高強度的訓練計畫，在這段期間必須供給身體真正有益的東西，酒並不屬於這個範疇。除此之外，無酒精啤酒及各式各樣的運動飲料都是挑戰期間的禁忌。

　　至於牛乳，它營養豐富，但是並不解渴，誠如我先前提過，從現在起別再把牛乳當飲料，應該當它是食物。

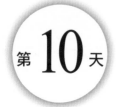

今天要介紹一套新的練習！名字叫暴君。聽起來挺刺耳吧？難道你覺得叫蒲公英或棉花球會比較好嗎？就是嘛，強度才是我們要的！暴君肯定會給我們帶來強度。

今日訓練：暴君

暖身運動（第 138 頁）

第 1 級：5 輪

1. 抬臀（第 149 頁）　14 下（每邊 7 下）
2. 殭屍深蹲（第 164 頁）　20 下
3. 肘撐搖擺（第 141 頁）　40 下
4. 羅馬尼亞式單腳硬舉（第 158 頁）　14 下（每邊 7 下）

第 2 級：6 輪

1. 抬臀加伏地挺身一下（第 150 頁）　10 下（每邊 5 下，10 個伏地挺身）
2. 囚犯深蹲（第 165 頁）　16 下
3. 手臂向前伸肘撐搖擺（第 142 頁）　16 下（每邊 8 下）
4. 雙臂 T 字羅馬尼亞式單腳硬舉（第 159 頁）　16 下（每邊 8 下）

第 3 級：7 輪

1. 抬臀加伏地挺身兩下（第 150 頁）　8 下（每邊 4 下，16 個伏地挺身）
2. 囚犯深蹲跳起（第 166 頁）　14 下
3. 手臂向側伸肘撐搖擺（第 142 頁）　14 下（每邊 7 下）
4. 羅馬尼亞式單腳硬舉旋轉（第 160 頁）　14 下（每邊 7 下）

請以順暢、穩定的速度做適合自己等級的訓練。動作務必確實。訓練結束後，請記錄下自己所需的時間。

緩和運動（第 170 頁）

我的祕訣

不必強迫自己整套練習一氣呵成。若有休息的必要，不妨將練習分成幾個段落。此舉有助你平均分配體力。

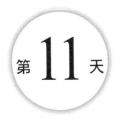

第 **11** 天

如果你今天一點也不覺得累，那麼你昨天的練習肯定出了問題！跟上一週一樣，今天我們也要來關心決定成功訓練與健康人生的基礎。請把握今天好好地休息，明天還有艱難的訓練在等你！

今日功課：喝黑咖啡！

咖啡可說是早餐桌上與辦公室裡不可少的良伴。有些人是單純享受咖啡香，有些人是重度成癮，一天得喝上好幾杯。有時我們會在報章雜誌上讀到喝咖啡特別有礙健康，有時卻又會讀到，其實可以毫無顧慮地暢飲咖啡。到底我們該怎麼辦呢？我明白告訴你：可以喝咖啡。沒有添加物的咖啡是種天然產物，所含的咖啡因往往可以善加利用成沒有熱量的興奮劑。不過，喝咖啡還是有限制。從現在起，咖啡裡面禁止加糖，至於牛奶（在我們的訓練計畫裡屬於食物而非飲料），則盡可能少量。因此，如果你喜歡喝咖啡，喝杯黑咖啡便是你今天的功課！味道還不賴吧？也許還更好呢！萬一真的令你難以下嚥，不妨加幾滴牛奶，但是僅以幫助你好入口為限！不用我多說，接受挑戰期間不可飲用坊間咖啡連鎖店販賣的充滿糖漿與牛奶而且夭壽貴的咖啡。它們不過是些浪費錢的蜜糖炸彈。

 Hooya! --

飲料架上的零卡產品主要是瞄準男性顧客，多半會憑著明顯減少的熱量、標榜有益健康的方式來行銷。然而，所有以「零卡」或「低卡」為名的產品，基本上都適用這原則：當糖（甚或脂肪）被減少，用來取代的東西往往更糟。飲料裡使用的代糖是化學合成的，用不自然的方法製造。這些產品還是別碰為妙！---

我的秘訣

我建議盡可能少用塑膠瓶，塑膠裡的塑化劑有害健康。如果真的口渴，暫時喝點塑膠瓶裝水解渴，好過沒喝水。不過若是有選擇，最好還是喝玻璃瓶裝水！

第12天

看名稱就知道今天的訓練很有料。你今天將見識一套新練習內容，拿出真本事來吧！

今日訓練：鐵鎚

暖身運動（第 138 頁）

第 1 級：每項練習 4 回合

1. 蠍子高踢（第 143 頁）
2. 羅馬尼亞式單腳硬舉（第 158 頁）
3. 跳傘式（第 153 頁）
4. 雙手高舉弓箭步（第 167 頁）

第 2 級：每項練習 5 回合

1. 蠍子側踢（第 144 頁）
2. 雙臂 T 字羅馬尼亞式單腳硬舉（第 159 頁）
3. 雙臂 T 字跳傘式（第 153 頁）
4. 側半邊弓箭步（第 168 頁）

第 3 級：每項練習 6 回合

1. 蠍子側踢觸地（第 145 頁）
2. 羅馬尼亞式單腳硬舉旋轉（第 160 頁）
3. 雙臂 Y 字跳傘式（第 154 頁）
4. 雙邊觸地弓箭步（第 169 頁）

每項練習要做 40 秒（單邊練習時，某一邊做完一下後要換邊繼續），然後休息 20 秒。在繼續下一項練習前，請先完成一項練習應完成的所有回合數。請保持速度順暢、穩定，盡量不要額外休息。完成練習後，請記錄下自己在每項練習的最後一回合裡各做了多少下。

緩和運動（第 170 頁）

我的秘訣

在休息時用力地深呼吸，放鬆四肢，如果覺得口渴，就喝口水！

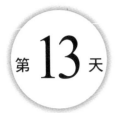

第**13**天

不錯喔!你已經撐過兩週共六回的訓練,勝過不少人的畢生成就。你該為自己感到驕傲,好好地休息兩天。不過,在身體休養時,不妨讓腦袋動一動。

今日功課:讓飲料變好喝!

也許你還得花點時間適應每天得喝幾公升水這件事。不過,這對這場 90 天挑戰絕對必要。為避免你覺得乏味,我要傳授一點小撇步,讓水分補充多點健康又可口的變化。例如薑水就挺可口的。今天就去準備一塊薑,先在茶杯裡注入一點開水,把拇指大小的薑塊切成薑片,放入開水裡,大約浸泡 10 分鐘。然後再將薑片撈出,將薑汁倒入一個更大的壺裡,加冷水稀釋,或放進一些冰塊。就這樣輕輕鬆鬆準備好一公升的薑水,喝起來不僅可口,還十分有益你的胃。日後可以嘗試些別的,例如加點新鮮薄荷,或是滴幾滴檸檬汁或萊姆汁。加兩顆荳蔻則會增加一些異國風味。

額外功課

對於喜歡喝啤酒的人來說,這或許是很大的轉變。不過,請多做點新的嘗試。茶能為你的水分補充增添豐富的滋味,而且一樣適合在夏天飲用。現在甚至還有「冰」茶,同樣也分裝成了茶包。

阿富汗茶

分量為一大杯
半把新鮮薄荷葉
3 片薑片
2 顆荳蔻
將所有材料先放進茶壺,注入開水,浸泡 10 分鐘後再把茶倒出來喝。如果你不介意飲用時會被材料干擾,可以直接將所有材料放入茶杯沖泡。

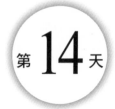

第 **14** 天

肌肉還會痠痛嗎？如果會痛，你肯定很高興今天又是休息日。到了第三週，身體應該比較習慣操練了。繼續給你的身體加油，我們去戶外呼吸新鮮空氣吧！

今日功課：出門散步30分鐘——別帶手機！

散散步？這種事不是老人家才會做的嗎？不！你今天的功課就是去散散步，至少要 30 分鐘，最好再多加 15 分鐘。為什麼？這種溫和的方法可以促使身體復原，你不需要用訓練刺激，就可以讓心臟循環系統保持活力，進而讓供給肌肉養分的運作更順利。重要的是，我們今天不運動。也就是我們今天不跑步，只是緩步行走。當然可以找個伴，陪你在路上聊天。但是所有電子用品（包括隨身聽在內）都必須留在家裡，讓身體、也讓心靈享受一下安寧。千萬別把手機放進口袋！我絕不是反對現代科技（否則我也不會去研發 App），但是只要把所有心思擺在自己身上，你會發現，休息是一件很簡單的事。

行動力訓練

行動力訓練是由暖身運動（第 138 頁）與緩和運動（第 170 頁）組成。請注意，練習時動作要緩慢而確實！不必太過用力，不過要保持專心，放鬆心情。

1. 四足跪地轉腿　10 下（每條腿 5 下）
2. 側臥旋肩　10 下（每邊 5 下）
3. 四足跪地轉下犬式　10 下
4. 手臂高舉單膝跪地　10 下（每邊 5 下）
5. Z 字拉伸　每個姿勢與每邊維持 20 秒
6. 坐姿分腿側拉　每個姿勢與每邊維持 15 秒
7. 蠍子拉伸　每個姿勢與每邊維持 20 秒

我的祕訣

如果住在城裡，請你騎腳踏車或搭乘大眾交通工具（如果沒有別的選擇開車也行）前往最近的公園。在大自然的懷抱裡可以獲得更多修復。

第15天

好了，你已經撐過了兩週，也連續休息了兩天，面對今天要做的訓練，沒有理由不全力以赴去締造一個新紀錄。不過切記，動作確實才算數！如果你在這裡作弊，不過是在自欺欺人。

今日訓練：評量

暖身運動（第 138 頁）

第 1 級：每項練習 4 個回合

1. 肘撐搖擺（第 141 頁）　目標：每回合 25 下
2. 雙足前置讓我進去（第 151 頁）　目標：每回合 12 下
3. 後弓箭步（第 161 頁）　目標：每回合 12 下（每邊 6 下）
4. 窄式三點伏地挺身（第 146 頁）　目標：每回合 12 下（每邊 6 下）

第 2 級：每項練習 5 個回合

1. 手臂向前伸肘撐搖擺（第 142 頁）　目標：每回合 12 下（每邊 6 下）
2. 雙腿彎曲讓我起來（第 152 頁）　目標：每回合 10 下
3. 側弓箭步（第 162 頁）　目標：每回合 12 下（每邊 6 下）
4. 肩寬式三點伏地挺身（第 147 頁）　目標：每回合 12 下（每邊 6 下）

第 3 級：每項練習 6 個回合

1. 手臂向側伸肘撐搖擺（第 142 頁）
2. 雙腿抬高讓我起來（第 152 頁）
3. 鐵人麥克（第 163 頁）
4. 寬式三點伏地挺身（第 148 頁）

請根據自己的等級依次完成每項練習 4、5 或 6 個回合，在練習過程中，每練習 30 秒就休息 30 秒。請計算確實完成的次數，在每個回合完成後記下來。如果你在每個回合都能達到規定的目標次數，就可以在接下來的訓練裡升高一級；除非你已躍上了第 3 級。

緩和運動（第 170 頁）

我的秘訣

做所有練習時都用上自己最高的柔軟度。讓你的柔軟度一起做訓練。

第16天

休息日！這意味著你要好好飲食，讓身體獲得所需養分，以因應明天的訓練。如今你的身體應該會自動要求高營養價值的食物了。記著要吃：蛋白質、蔬菜、水！

今日功課：釐清自己的目標

我們已經奠定了正確飲食的基礎。現在你明白哪些養分對你重要，該如何避免攝取不必要的熱量。我們為成功訓練創造了一個重要基礎。除此之外，如何讓心靈保持在良好狀態進而通過 90 天挑戰，最終順利達成目標，這一點同樣很重要。我會解釋設定什麼樣的目標對你而言有意義，這當中藏有哪些陷阱。我們會聊到激勵、紀律和那些站不住腳的藉口。我們還會聊，為何許多人奉為圭臬的體重計不能給人多少啟發。對我來說，特別重要的是你確實把我們在做的這件事的意義放在心底。挑戰不是僅僅痴迷地想去改造自己的身體，還具有更多意涵，它將引領你好好度過這一生。在未來幾週裡，你將對自己認識得更深。特別是你會發現，只要願意，你確實可以做到！因此，請好好閱讀下一頁的文章！

額外功課

不抽菸的人可以跳過這一段。如果你抽菸，請誠實面對自己：你肯定知道吸菸有害健康！你在這 90 天的挑戰裡如此努力，身體也逐漸練出一點成績。如果你還是執意要抽菸，我真是為你可惜！現在正是戒菸（或至少明顯降低抽菸量）的好時機！無論如何，沒有負擔的肺才能暢快地呼吸，這些都有益於你更輕鬆地完成訓練！

順利完成每一項練習是你的目標

　　究竟為何要訓練？有人喜歡全力以赴、精疲力竭的感覺，有人想要享受真正做了美好事情的滿足感。大家有一個共同點：我們都有目標！有時我們會把目標訂得很明確（「兩個月內要重新合穿舊的西裝褲」），有時會把目標訂得模糊（「不要再胖了」）。對我來說，找出你個人的目標十分重要。

　　什麼是你參加這 90 天挑戰最深層的動機？最終想達成什麼？現在就應該想清楚問題的答案，最好還能把它們全都寫下來。在往後每回訓練之際，把它們擺在自己面前。此舉會幫助你在每個訓練日都能達到必要的鍛鍊強度。

　　好目標是可以測量的。你能設定最簡單且最明確的目標，無非就是日復一日完完整整地完成挑戰。目標設為在體重計上見到體重少幾公斤的意義也不大。因為只能顯示個人體重的體重計，對於運動員沒有一點用處，也不會讓我們對自己的身體組成（具體來說是肌肉和脂肪的比例）有任何啟發。

　　我一再聽到有人抱怨，健身課程令他大失所望，因為減少的體重遠遠

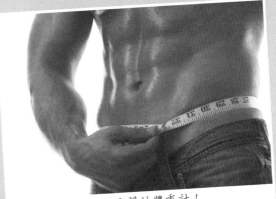

寧可關注捲尺，好過關注體重計！

不如預期。他們完全忽略了身體組成的變化。肌肉密度要比脂肪來得高，同一個身體在體重相同的情況下，更多肌肉會比更多脂肪來得好。專注在體重計數值容易讓人忘記審視鏡中的自己，或是忘記去留心身體的整體感覺是否有改善。就連非常活躍的運動員也難以用身體質量指數做為健康標準，因為身體質量指數並沒有考慮身體組成的面向。於是，幾乎所有職業運動選手的體重都過重，其實他們只是肌肉非常發達罷了。

　　因此，以具體減少多少重量為目標沒有意義，但是舊衣服卻很有參考價值。「我希望，在這 90 天後能再次穿下兩年前的牛仔褲」，「我希望，自己的雙臂能繃緊 T 恤」也是不錯的選擇。請你具體陳述自己的目標，並且設定好達成的期限。舉例來說，你的目標可以是：「在這場挑戰中，我想在每回訓練裡都刷新自己的最佳成績。」或者可以很簡單地表示：「在訓練前和訓練後的照片裡，我希望見到顯著的進步。」

　　重要的是，你在挑戰裡始終專注於自己的目標，始終留心其中深層的意義。有一天也許會熱情消退，也許會萬念俱灰。正是在這種時刻，你務必不忘初衷。這樣就能像第一天做訓練一樣繼續努力下去！

第17天

你在第一週見識過「作品」這套練習。如今你完成了一些其他訓練，今天你要拿出真本事，超越自己迄今的最佳紀錄。你一定辦得到！

今日訓練：作品

暖身運動（第 138 頁）

第 1 級：4 輪

1. 蠍子高踢（第 143 頁）

2. 殭屍深蹲（第 164 頁）

3. 窄式三點伏地挺身（第 146 頁）

4. 跳傘式（第 153 頁）

第 2 級：5 輪

1. 蠍子側踢（第 144 頁）

2. 囚犯深蹲（第 165 頁）

3. 肩寬式三點伏地挺身（第 147 頁）

4. 雙臂 T 字跳傘式（第 153 頁）

第 3 級：6 輪

1. 蠍子側踢觸地（第 145 頁）

2. 囚犯深蹲跳起（第 166 頁）

3. 寬式三點伏地挺身（第 148 頁）

4. 雙臂 Y 字跳傘式（第 154 頁）

每項練習先做 45 秒（做單邊練習時，某一邊做完一下後換邊繼續），接著休息15秒，然後改做下一項練習。請根據自己的等級做 4、5 或 6 輪練習。請保持速度穩定，在練習的 45 秒中不要中斷。練習完成後，請記錄下在最後一輪中每項練習各做了幾次。

緩和運動（第 170 頁）

我的祕訣

訓練前先補充水分，喝上幾大口的水。

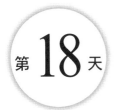

第18天 肌肉痠痛還在折磨你嗎？現在的痠痛程度應該沒有過去劇烈，身體也該習慣了訓練節奏。請利用今天再次好好地休息，為自己的日常生活做點改善！

今日功課：提高活動等級

現今的人就算一整天沒怎麼動，完成一日行程也沒問題：出門就坐上汽車，開車去工作的地方，最後再開車回家。就算自己不開車，多半也會利用完善的大眾交通工具。的確，在某些情況下移動方便是一種恩賜，卻會在許多情況裡成為詛咒，因為這讓人平日幾乎不會有活動的機會。你身上不能有這種事。從今天起，你必須有所改變！開車去附近的超市買點東西？這種事從今以後不能再有！帶上背包，步行或騎腳踏車去吧。搭手扶梯或電梯？這還用問嗎！從現在起一律走樓梯！公車或捷運坐個兩、三站？這樣的路程就用走的吧！請把握機會，在平日可以活動的場合多活動。這並非出於對運動的熱愛，而是這麼做對身體有益。所以，日後當你要利用交通工具幫自己走一段路，請先問問：憑我自己的力量是否也辦得到？如果可以，就去做吧！就從今天起，適度距離內的路程不妨捨棄汽車與大眾交通工具，盡量用步行或騎腳踏車取代吧。

額外功課：找一個專門為你打氣的標記

請找一個能幫助你記住自己實力的物品，可以是戒指或項鍊類的首飾，可以是張海報，或是寫著健身目標的紙條，可以是件衣服也可以是其他東西，讓你一直看得到並能帶在身邊。從今天起它會明白地提醒你：一定要完成這場 90 天的挑戰！

我的秘訣

當我到了一個陌生的城市，特別會用步行或騎腳踏車的方式完成許多行程。活動之餘也細細品味了城市的迷人風光！

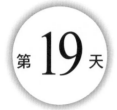

做完這回練習，你便通過了第三週的艱辛課程，90 天挑戰也達成了近乎四分之一！或許你已察覺自己的體態和肌力有顯著的不同。

今日訓練：騷動

暖身運動（第 138 頁）

第 1 級：16 分鐘

1. 後弓箭步（第 161 頁）　8 下（每邊 4 下）
2. 窄式三點伏地挺身（第 146 頁）　6 下（每邊 3 下）
3. 羅馬尼亞式單腳硬舉（第 158 頁）　8 下（每邊 4 下）
4. 雙足前置讓我進去（第 151 頁）　6 下

第 2 級：20 分鐘

1. 側弓箭步（第 162 頁）　6 下（每邊 3 下）
2. 肩寬式三點伏地挺身（第 147 頁）　6 下（每邊 3 下）
3. 雙臂 T 字羅馬尼亞式單腳硬舉（第 159 頁）　8 下（每邊 4 下）
4. 雙腿彎曲讓我起來（第 152 頁）　6 下

第 3 級：24 分鐘

1. 鐵人麥克（第 163 頁）　6 下（每邊 3 下）
2. 寬式三點伏地挺身（第 148 頁）　6下（每邊 3 下）
3. 羅馬尼亞式單腳硬舉旋轉（第 160 頁）　8 下（每邊 4 下）
4. 雙腿抬高讓我起來（第 152 頁）　6 下

　　請做適合自己等級的練習。依照先後順序，在完成指定的次數後換做下一項。在指定時間內盡可能完成多輪練習。隨時都可以休息，不過練習盡可能不要中斷，休息的時間也切勿過長。訓練結束後，請記錄下完成整輪練習的次數。

緩和運動（第 170 頁）

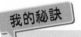
我的祕訣

在做伏地挺身時應當保持軀幹緊繃，切勿讓骨盆下垂。

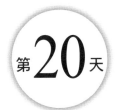

第20天

喔，人心哪，老是跟我們唱反調。但你可不能容許這點。此時要等待肌肉增長（兩天後會再用到它們），今天就來鍛鍊意志力。

今日功課：消除藉口

每當說到要運動或活動，心中的小惡魔往往會犯嘀咕。我們都清楚內心這樣的呼喊：「今天工作已經夠累了，不需要再活動了。」或是，「訓練可以明天再說」，或是「你最愛的那條運動褲剛好拿去洗了」。彷彿一個隨隨便便的藉口就能推掉這可怕的訓練。可是，逃避不是面對這場 90 天挑戰的正確態度。萬一下個星期又冒出什麼陳腔濫調當藉口，請把它寫下來，並且立刻寫出最強烈的反對理由。如果下次藉口再來迷惑人，你立刻就能想出更強有力的反駁理由。你要記著，每天只花半小時（只花 1/48 天的時間）活動，就能立刻甚至長期提升生活品質。這會是你在時間上最有效益的投資！

額外功課

在住處或工作場所容易看見的地方，貼張大字條或海報，上面寫著：「重點不在擁有時間，而在創造時間！」這句話不僅適用於健身，更適用於人生。

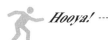 Hooya!

糖尿病與背痛的發展趨勢令人擔憂，其中男性患病的比例明顯高過女性（在訓練方法與飲食意識方面，女性往往比男性好上一大截）。「我現在不是好好的？」這並不代表 20 年後你還會一樣好好的。在錯誤飲食與缺乏活動交相逼迫下，身體遲早要用健康加倍奉還。有一天，身體會走到再也無法正常運作的臨界點。除非你主動避免！

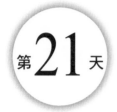

第**21**天

好東西往往都很簡單！就像徒手重量訓練，復原不需要龐大的開銷，一樣能達到良好成效。今天同樣沒有安排體能訓練，不過我們要繼續修練意志力。你會堅持下去，這一點你肯定明白！

今日功課：在家洗冷熱水交替浴

不是非要去三溫暖才能感受到冷熱交替引發的活力。今天就在家裡洗冷熱水交替的淋浴，往後也每週至少一次！此舉不僅能促進血液循環，還能強化你的意志力。請先轉開熱水，淋浴時慢慢默數到 15，然後再轉到冷水，同樣慢慢默數到 15，如此反覆 5 個回合。所謂「熱」，是指身體能承受的高溫；所謂「冷」，則是指出水能達到的最低溫。也許你剛開始無法在冰冷水柱下挺過全部時間，不妨先從手腳開始，也先別把水龍頭完全轉成冷水。你可以一步步降低溫度到完全冷水，一步步讓冷水從外圍沖向身體軀幹。不需要多久時間，之前的不舒服感覺便會完全翻轉過來。

行動力訓練

行動力訓練是由暖身運動（第 138 頁）與緩和運動（第 170 頁）組成。請注意，練習時動作要緩慢而確實！不必太過用力，不過要專心，放鬆心情。

1. 四足跪地轉腿　10 下（每條腿 5 下）
2. 側臥旋肩　10 下（每邊 5 下）
3. 四足跪地轉下犬式　10 下
4. 手臂高舉單膝跪地　10 下（每邊 5 下）
5. Z 字拉伸　每個姿勢與每邊維持 20 秒
6. 坐姿分腿側拉　每個姿勢與每邊維持 15 秒
7. 蠍子拉伸　每個姿勢與每邊維持 20 秒

 Hooya! ---

科學家想藉由刺激血液循環證明冷熱交替淋浴的排毒功效。讓身體習於應付冷水，可說是「酷果」（cool consequences）一詞的最佳寫照；例如，別人都不敢跳進冰冷的池塘，你卻很酷地游了過去！--

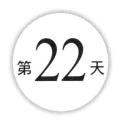

挑戰四週後，我們將擴大訓練規模。因此這是每週只做三回訓練的最後一週。接下來我們要往上升級，每週訓練量要提高到四回。加油！今天要做的評量訓練想必你已經很熟。

今日訓練：評量

暖身運動（第 138 頁）

第 1 級：每項練習 4 個回合

1. 肘撐搖擺（第 141 頁）　目標：每回合 25 下
2. 雙足前置讓我進去（第 151 頁）　目標：每回合 12 下
3. 後弓箭步（第 161 頁）　目標：每回合 12 下（每邊 6 下）
4. 窄式三點伏地挺身（第 146 頁）　目標：每回合 12 下（每邊 6 下）

第 2 級：每項練習 5 個回合

1. 手臂向前伸肘撐搖擺（第 142 頁）　目標：每回合 12 下（每邊 6 下）
2. 雙腿彎曲讓我起來（第 152 頁）　目標：每回合 10 下
3. 側弓箭步（第 162 頁）　目標：每回合 12 下（每邊 6 下）
4. 肩寬式三點伏地挺身（第 147 頁）　目標：每回合 12 下（每邊 6 下）

第 3 級：每項練習 6 個回合

1. 手臂向側伸肘撐搖擺（第 142 頁）
2. 雙腿抬高讓我起來（第 152 頁）
3. 鐵人麥克（第 163 頁）
4. 寬式三點伏地挺身（第 148 頁）

請根據自己的等級依次完成每項練習 4、5 或 6 個回合，在練習過程中，每練 30 秒就休息 30 秒。請計算確實完成的次數，並於每個回合完成後記下。如果你在每個回合都能達到規定的目標次數，就可以在接下來的訓練裡做晉升一級的訓練；除非你已躍上了第3級。

緩和運動（第 170 頁）

我的秘訣

做評量訓練時不要太有壓力。無法升級也無所謂，畢竟你往後還有很多升級的機會。不管在哪個等級，你都可以超越極限。

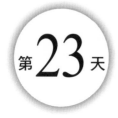

第**23**天

你累了嗎?我一點也不奇怪,畢竟訓練是很辛苦的。這星期我要告訴你,為何傾聽自己的身體如此重要。我要求你在訓練時全力以赴,在休息方面,我也要求你要有充足的睡眠。是的,這是命令!

今日功課:讓自己睡眠充足

　　想像一下,我們身體活動和復原之間的平衡,就像舊式立鐘的鐘擺。如果把鐘擺拉往一邊,把它固定住,整座鐘便會停止運行。唯有鐘擺不斷地來回搖擺,數字盤上的指針才會持續轉動。將這樣的比喻套在我們身上要表達的意思是:如果我們不停地訓練、不停地活動,卻不曉得要休息,最後會無法繼續運作!也許憑著過往三週培養出的能量,你想反駁我的話。但是,如果你確實按照計畫完成了該做的訓練,你其實應該心安理得地允許自己偷個閒。如果沒有充足的休息時間,可能會有訓練過度的危險,疲勞、意興闌珊、強烈的肌肉痠痛(儘管你確實過得很積極、很健康)等都是警訊。如果你察覺自己有這樣的現象,就該多休息幾天,或者乾脆多睡一點。在往後幾日,你將了解為什麼良好的睡眠對接受訓練的人的重要性無可取代。請好好閱讀下一頁的文章。

額外功課

　　你已經開始寫飲食日記,對吧?從今天起,你也要寫睡眠日記。沒有筆記本了?趕緊去準備一本吧!

我的祕訣

　　睡前切勿攝取碳水化合物!它們只會讓你的血糖飆高,給你一些此時此刻完全用不上的能量。此外,基於多重原因,你也必須和睡前啤酒說拜拜。關於這一點,想必不用我再多說些什麼了吧!

睡眠是靈丹妙藥

我們已經談過如何正確飲食、如何強化訓練成功不可或缺的動力，現在要接著談談另一項無可取代的要素：睡眠。更確切來說是充足的睡眠。

請把睡眠想像成一種個人的免費復原計畫，只要給它必要的時間，這項計畫基本上隨時可以為你服務。或許可以簡單地說：我們的身體會利用睡眠來維護它每天的工作能力；藉由裡裡外外的各種修復措施，藉由腦部休息（這也就是為何寧可先好好睡上一覺再去做重要決定），尤其是藉由增加生長激素的分泌。睡眠充足且品質良好的人，在我們的挑戰裡也會取得較好的成績。男性至少要睡七個小時。如果可以的話，應該將睡眠時間增加到九個小時。

這意味著你要早點就寢！別被「只有討厭鬼、小孩和老人才會早早上床睡覺」這種無稽之談蒙蔽。胡說八道！早就寢並沒有想像中那樣無趣。說句實在話，並非每個晚上都有美好活動值得我們廢寢忘食。看電視兩小時會耗損身體的寶貴資源。相反的，多睡兩小時可為身體新生更多寶貴資源。我從多次旅行中體驗到，工作時間不規律的人不容易找到規律的睡眠節奏；而

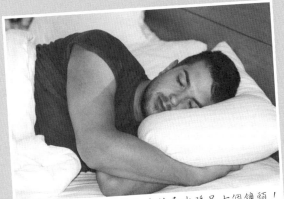

盡早上床睡覺，這樣你才能至少睡足七個鐘頭！

規律的睡眠節奏正是我們的目標。在理想狀況下，我們應該每天在固定時間就寢和起床，因為身體完全傾向規律性。如果你的工作是輪班制，請試著至少有一段固定的核心睡眠時間。

睡眠很重要，睡眠有益，睡眠需要我們有意識地在生活中賦予優先權。這並不代表你必須當新生活節奏的奴隸。當好友在週末聚會狂歡，你不必是唯一得十點前準時回家的人。也許你已得罪過朋友，因為你堅決要完成這場90天挑戰；這時候，你不妨破個例，稍微違反一下習慣的睡眠節奏，只要隔天你有很多時間可以睡飽就更沒問題。

日後當你有時真的覺得無聊，就乾脆去睡覺。這點同樣適用於日間的小睡片刻。但我以後會再和你聊。

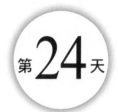 第**24**天

還記得挑戰的第10天嗎？是的，當時你認識了暴君！打起精神，因為他又來了！這是告訴他別擋路的好日子。火力全開！

今日訓練：暴君
暖身運動（第138頁）

第1級：5輪

1. 抬臀（第149頁） 14下（每邊7下）
2. 殭屍深蹲（第164頁） 20下
3. 肘撐搖擺（第141頁） 40下
4. 羅馬尼亞式單腳硬舉（第158頁） 14下（每邊7下）

第2級：6輪

1. 抬臀加伏地挺身一下（第150頁） 10下（每邊5下，10個伏地挺身）
2. 囚犯深蹲（第165頁） 16下
3. 手臂向前伸肘撐搖擺（第142頁） 16下（每邊8下）
4. 雙臂T字羅馬尼亞式單腳硬舉（第159頁） 16下（每邊8下）

第3級：7輪

1. 抬臀加伏地挺身兩下（第150頁） 8下（每邊4下，16個伏地挺身）
2. 囚犯深蹲跳起（第166頁） 14下
3. 手臂向側伸肘撐搖擺（第142頁） 14下（每邊7下）
4. 羅馬尼亞式單腳硬舉旋轉（第160頁） 14下（每邊7下）

請以順暢、穩定的速度做適合自己等級的訓練。動作務必確實。訓練結束後，請記錄下自己所需的時間。

我的祕訣

緩和運動（第170頁）

每項練習的關鍵在於盡可能用完善的技術找到適合自己的速度。寧可慢慢來，也不要貪快！

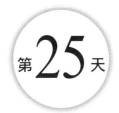

也許你正興致勃勃，很不情願被我踩煞車。儘管如此，我還是得做。今天就請你休息一天，尤其得要好好睡個覺！我會不厭其煩地強調休息的重要。

今日功課：至少睡足七個小時

你已經知道，健身與健康需要一點計畫。你在生活中挪出一點時間做訓練，也需要給睡眠時間。可悲的是，男性總還是喜歡誇耀自己的工作時間長、睡眠時間短。今天我們要調整你的睡眠時間。從現在起，別再羞於早早就寢。無論如何至少要在起床前的七小時就寢，八小時會更好。別忘了當中還要再加上入睡時間半小時。因此，八小時前睡覺是我們的目標。如果你要早上七點起床，那麼最晚十點半必須就寢。或許你早就這麼做，因為你白天工作很辛苦。或許你從未這麼做，請誠實回答問題：有什麼緊急事情非得在晚上十點半解決不可？有什麼事情比睡個有益的健康覺與復原覺更重要？上網、看電視？也許唯一的好理由是閱讀本書。不！別開玩笑了，快上床睡覺！

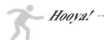 *Hooya!*

起床時的感覺不僅取決於睡眠長度，也取決於被鬧鐘叫醒時的睡眠階段。當我們睡得越深，被喚醒後就需要越多時間才能完全啟動。

我的秘訣

有些智慧型手機的 App 能辨識睡眠階段，並且在適當的睡眠階段將你喚醒。不妨試試！

第26天

今天,「鐵鎚」在等著你!之後就要告別挑戰的舒適區。你已將身體帶往一個新層次,不過我們並不因此滿足。三天後會有新挑戰迎接你!

今日訓練:鐵鎚
暖身運動(第 138 頁)
第 1 級:每項練習 4 個回合

1. 蠍子高踢(第 143 頁)
2. 羅馬尼亞式單腳硬舉(第 158 頁)
3. 跳傘式(第 153 頁)
4. 雙手高舉弓箭步(第 167 頁)

第 2 級:每項練習 5 個回合

1. 蠍子側踢(第 144 頁)
2. 雙臂 T 字羅馬尼亞式單腳硬舉(第 159 頁)
3. 雙臂 T 字跳傘式(第 153 頁)
4. 側半邊弓箭步(第 168 頁)

第 3 級:每項練習 6 個回合

1. 蠍子側踢觸地(第 145 頁)
2. 羅馬尼亞式單腳硬舉旋轉(第 160 頁)
3. 雙臂 Y 字跳傘式(第 154 頁)
4. 雙邊觸地弓箭步(第 169 頁)

每項練習做 40 秒(單邊練習在某一邊做完一下後換邊繼續),休息 20 秒。在繼續下一項練習前,要先完成一項練習應完成的所有回合數。請保持順暢、穩定的速度,並且盡量不要做額外的休息。完成練習後,請記錄下在每項練習的最後一回合裡各做了多少下。

緩和運動(第 170 頁)

我的秘訣

如果你做的是第 1 級或第 2 級練習,覺得某種練習對自己沒什麼挑戰性,不妨改做更高一級的練習。不過要切記,唯有當你滿足了評量訓練要求的所有條件,才能整個升級!

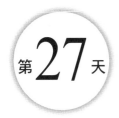第**27**天 首先我要大大稱讚你！你已經挺過了四週的訓練，值得嘉獎。請把接下來的兩天當作辛苦訓練後的小假期。因為，在之後有更艱苦的訓練等著你！

今日功課：就寢前一小時關掉所有螢幕

先前已經關心過睡眠時間，現在要來關心睡眠品質。從今天起，在就寢前的一小時裡別再看任何螢幕！為何？因為你很可能已經在日間接受了大量的圖像、聲音與文字的刺激；就算不是在電腦前，也可能是透過手機。給大腦和思維（它們在日間辛苦工作）一個機會，提早在上床前就能休息。別再用不是很重要的事情打擾它們，這能讓你更輕鬆地入睡。上床前，關掉所有電子用品，盡可能把房間弄暗，也就是除去一切可能會影響睡眠的人為干擾。如果你的工作不用隨時待命，請將手機調成飛航模式。

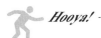 *Hooya!*

在就寢前注視明亮的螢幕，大腦會像觀看太陽一樣去處理螢幕影像，它們的刺激非常強。許多人習慣一直拿著手機，不斷檢視社群網路朋友發布的新消息，特別在就寢前。這樣的事情大可留待明天早上再做！

我的秘訣

請試試聽有聲書！你無法讓這項媒體換檔或變速，只能跟隨朗讀者的速度。這是一種很好的減速方法。如今許多暢銷書會出有聲書，可以找找到自己有興趣的來聽。

第28天

我希望你已做了妥善休息且睡眠充足。今天仍然要休整。請好好享受這一天，安安心心偷個閒！你是否留心攝取必要的蛋白質？這一點非常重要，沒有一餐可以遺漏蛋白質！

今日功課：來個活力小睡！

睡眠有多麼重要、多麼有益於養精蓄銳，我無須再多言。你不必把睡眠侷限在夜晚，必要時在日間也可以短暫休息。這並非只對老人與嬰兒有益，對於辛苦工作的男性，同樣有莫大的好處。我就是個活力小睡的愛好者；從前人們叫它「午睡」。好東西不假外求，這個道理不僅適用於徒手重量訓練的理念，也適用於活力小睡。如果簡簡單單小睡片刻便能收到很好的復原效果，為何要花大錢去做呢？今天你得利用點時間小睡片刻。請閉上雙眼，用舒適的姿勢躺或坐半小時。如果今天必須工作，不妨利用午休時間。如果還是不行，就試著回到家後小睡。萬一今天真的找不到機會，那就盡快找時間補做。過了甦醒階段，你會立刻感覺自己更有朝氣。不過，在日間最好不要睡超過 20 分鐘，最多以 30 分鐘為限，否則活力小睡可能會變成熟睡，不容易立刻回復朝氣。往後請細心傾聽身體的聲音；如果身體告訴你它想睡覺，就順它的意。當然，這還要看外在環境是否允許！

行動力訓練

行動力訓練是由暖身運動（第 138 頁）與緩和運動（第 170 頁）組成。請注意，練習時動作要緩慢而確實！不必太過用力，不過要保持專心，放鬆心情。

1. 四足跪地轉腿　10 下（每條腿 5 下）
2. 側臥旋肩　10 下（每邊 5 下）
3. 四足跪地轉下犬式　10 下
4. 手臂高舉單膝跪地　10 下（每邊 5 下）
5. Z 字拉伸　每個姿勢與每邊維持 20 秒
6. 坐姿分腿側拉　每個姿勢與每邊維持 15 秒
7. 蠍子拉伸　每個姿勢與每邊維持 20 秒

我的秘訣

如果你在白天睡不著，那就花點時間閉目養神，這麼做同樣可以喚醒新的活力！無論如何，短暫休息都是值得的。

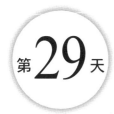

第**29**天

從今天起有新日程,這意味著每週會多出一個訓練日!新節奏是先做兩天訓練,然後休息一天,接著再做兩天訓練,最後再休息兩天。這不代表你可以有任何鬆懈。正好相反!請你利用機會,使出渾身解數來!

今日訓練:評量

暖身運動(第 138 頁)

第 1 級:每項練習 4 個回合

1. 肘撐搖擺(第 141 頁)　目標:每回合 25 下
2. 雙足前置讓我進去(第 151 頁)　目標:每回合 12 下
3. 後弓箭步(第 161 頁)　目標:每回合 12 下(每邊 6 下)
4. 窄式三點伏地挺身(第 146 頁)　目標:每回合 12 下(每邊 6 下)

第 2 級:每項練習 5 個回合

1. 手臂向前伸肘撐搖擺(第 142 頁)　目標:每回合 12 下(每邊 6 下)
2. 雙腿彎曲讓我起來(第 152 頁)　目標:每回合 10 下
3. 側弓箭步(第 162 頁)　目標:每回合 12 下(每邊 6 下)
4. 肩寬式三點伏地挺身(第 147 頁)　目標:每回合 12 下(每邊 6 下)

第 3 級:每項練習 6 個回合

1. 手臂向側伸肘撐搖擺(第 142 頁)
2. 雙腿抬高讓我起來(第 152 頁)
3. 鐵人麥克(第 163 頁)
4. 寬式三點伏地挺身(第 148 頁)

請根據自己的等級依次完成每項練習 4、5 或 6 個回合,在練習過程中,每訓練 30 秒就休息 30 秒。請計算確實完成的次數,並於每個回合完成後記下。如果你在每個回合都能達到規定的目標次數,就可以在接下來的訓練裡升高一級;除非你已躍上第 3 級。

我的秘訣

緩和運動(第 170 頁)

在鐵人麥克這類動態練習中,控制很重要。寧可不要跳太高,但求著地時更為準確!

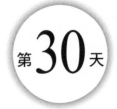

第 30 天

也許你在起床時會慶幸今天是休息日。你恐怕得重新適應了,因為今天得加緊再做一回練習!不過別擔心,你很快就能配合這個新節奏。多加把勁換取更好的成績吧!

今日訓練:作品
暖身運動(第 138 頁)
第 1 級:4 輪

1. 蠍子高踢(第 143 頁)
2. 殭屍深蹲(第 164 頁)
3. 窄式三點伏地挺身(第 146 頁)
4. 跳傘式(第 153 頁)

第 2 級:5 輪

1. 蠍子側踢(第 144 頁)
2. 囚犯深蹲(第 165 頁)
3. 肩寬式三點伏地挺身(第 147 頁)
4. 雙臂 T 字跳傘式(第 153 頁)

第 3 級:6 輪

1. 蠍子側踢觸地(第 145 頁)
2. 囚犯深蹲跳起(第 166 頁)
3. 寬式三點伏地挺身(第 148 頁)
4. 雙臂 Y 字跳傘式(第 154 頁)

每項練習先做 45 秒(單邊練習在某一邊做完一下後,換邊繼續),接著休息 15 秒,然後改做下一項練習。請根據自己的等級做 4、5 或 6 輪練習。請試著保持速度穩定,在練習的 45 秒裡不要中斷。練習完成後,請記錄在最後一輪中每項練習各做了幾次。

緩和運動(第 170 頁)

 Hooya! --

美軍特種部隊的成員必須有本事在最惡劣的條件下讓身體保持良好狀態;無論在高溫或低溫環境裡,在最狹窄的空間中,在天上或地下。當然,他們不會隨身攜帶健身器材。這點同樣適用於你。你所需要的一切一直都與你同在,那就是你自己的身體。-------------------------

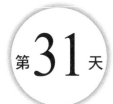

第31天

歷經兩天辛苦訓練後,今天該放鬆一下。現在最重要的是別再給身體增加負擔。每週訓練四回確實是高檔的健身等級。在開始初期千萬別輕忽了身體的負擔!

今日功課:選擇正確的外食

好萊塢英雄們隨性地脫掉 T 恤露出腹肌,你一定很讚嘆這些大明星完美無瑕的身材。姑且不論電影中的燈光與化妝技巧幫了多大的忙,他們的工作正是讓自己達到所需體型(有時根據角色設定也必須惡性增重)。為保證在開拍時的身材符合要求,他們會在事前找個人教練每天訓練,往往還會請他們準備餐點,甚至不排除採取某些激烈的塑身手段。無論如何,你在片中看到的並非全然真實。在我的挑戰計畫幫助下,你同樣可以達到這樣的成效(在最短時間內讓身體達到最好狀態)。不過,你可能沒有專用廚師每天準備合乎目標的完美膳食。在這方面你自己必須主動一點。在日常生活中保持正確飲食並不容易。不過,我會告訴你怎麼做比較簡單實際。請仔細閱讀下一頁的文章!

額外功課

請巡視一下住家附近,看看哪裡有販賣多種新鮮蔬菜的好超市,離家最近的肉鋪又在哪。切勿選擇在端上餐桌前已繞行半個地球的肉品!請為自己和家人的飲食把關!

自製什錦果仁(甜或鹹)

約 3 人份,每人份含 8 克蛋白質

100 公克原味堅果(已混合或自行混合)

50 公克漿果(甜)或醃製的乾燥去核黑橄欖,以及少許的鹽和胡椒(鹹)

將堅果放入平底鍋裡用最大火力烘烤。請注意不要烤焦。待堅果微呈焦黃時,倒入碗裡冷卻。如果想吃甜的,加入漿果(依個人喜好可酌量加點鹽),如果想吃鹹的,就加入橄欖以及鹽與胡椒。盡可能趁新鮮食用!

規劃就是一切：工作與日常生活的正確飲食

　　我承認，一直都能正確進食並不是件簡單的事。尤其當旅行或工作時，往往不容易找到所需食物一應俱全的超市，就連員工餐廳也不盡合標準，因為它們迄今仍採用舊時代的營養觀念，而且基於成本考量，會提供廉價的肉排與薯條，少有新鮮的沙拉與蔬菜。這意味著，沒有妥善的飲食規劃是行不通的。如果你在火車上突然感到飢餓，除了到餐車裡買點現成的肉湯、巧克力棒、麵包夾火腿，泰半別無選擇。這些當然不是我們補充營養和能量所需的。

　　因此，必須事先想好第二天大致上如何度過、如何依據行程採買食物，為自己先做好準備。舉例來說，當你在旅行途中突然覺得餓，就可以打開袋子，拿出自製的什錦果仁（參閱上一頁的食譜）墊肚子。至於喝水，反正你一定會隨身攜帶水壺。接著回過頭來聊餐廳。如果餐廳沒有提供固定套餐，我們可以自行選搭主餐和附餐。目標跟平常一樣，把蛋白質與蔬菜結合在一起；也可以借助沙拉吧。少取用那些讓人吃飽的附餐，可以避免挺著飽脹的肚子回去工作。如果你吃得很飽，過了一段時間血糖下降，你會變得十分疲憊。

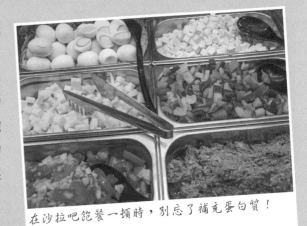

在沙拉吧飽餐一頓時，別忘了補充蛋白質！

　　如果在工作時完全沒有機會去買食物，妥善的計畫就更重要。你可以在上班途中買好（也許會經過商店）。能自己帶便當更好！在前一晚多準備一份食物，隔天帶去上班食用。萬一沒有微波爐可用（因為你的工作多外務或是在室外），不妨參閱本書附的食譜，準備一些不需要加熱的應急食物。在最糟的情況下可以用點心取代午餐。

　　四天後，我們會聊聊去餐廳吃飯該注意些什麼。午休的飲食原則當然也適用於晚餐。

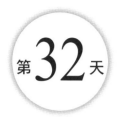
第**32**天

你已見識過「騷動」這套練習，現在正是締造新紀錄的好時機！如果今明兩天不斷超越極限，你知道接下來兩個休息日的感覺會多美好？全力以赴吧！我知道你辦得到！

今日訓練：騷動

暖身運動（第 138 頁）

第 1 級：16 分鐘

1. 後弓箭步（第 161 頁） 8 下（每邊 4 下）
2. 窄式三點伏地挺身（第 146 頁） 6 下（每邊 3 下）
3. 羅馬尼亞式單腳硬舉（第 158 頁） 8 下（每邊 4 下）
4. 雙足前置讓我進去（第 151 頁） 6 下

第 2 級：20 分鐘

1. 側弓箭步（第 162 頁） 6 下（每邊 3 下）
2. 肩寬式三點伏地挺身（第 147 頁） 6 下（每邊 3 下）
3. 雙臂 T 字羅馬尼亞式單腳硬舉（第 159 頁） 8 下（每邊 4 下）
4. 雙腿彎曲讓我起來（第 152 頁） 6 下

第 3 級：24 分鐘

1. 鐵人麥克（第 162 頁） 6 下（每邊 3 下）
2. 寬式三點伏地挺身（第 148 頁） 6 下（每邊 3 下）
3. 羅馬尼亞式單腳硬舉旋轉（第 160 頁） 8 下（每邊 4 下）
4. 雙腿抬高讓我起來（第 152 頁） 6 下

請做適合自己等級的練習。依照先後順序，在完成指定的次數後換做下一項練習。在指定時間內盡可能完成多輪的練習。你隨時可以休息，不過練習時盡可能不要中斷，休息時間也切勿過長。在訓練結束後，請記錄下完成整輪練習的次數。

緩和運動（第 170 頁）

我的祕訣

在做弓箭步與鐵人麥克時，請注意，雙臂與雙手應保持在正確的位置！尤其在雙手抱頭時，手肘切勿向前傾！這對於肩膀的柔軟度會有很大的幫助。

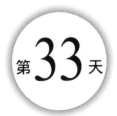

第33天

這是本週的最後一回練習。累了嗎？咬緊牙關撐下去吧！你已完成了很多訓練，接下來的這一步，相信也難不倒你！

今日訓練：暴君

暖身運動（第 138 頁）

第 1 級：5 輪

1. 抬臀（第 149 頁） 14 下（每邊 7 下）
2. 殭屍深蹲（第 164 頁） 20 下
3. 肘撐搖擺（第 141 頁） 40 下
4. 羅馬尼亞式單腳硬舉（第 158 頁） 14 下（每邊 7 下）

第 2 級：6 輪

1. 抬臀加伏地挺身一下（第 150 頁） 10 下（每邊 5 下，10 個伏地挺身）
2. 囚犯深蹲（第 165 頁） 16 下
3. 手臂向前伸肘撐搖擺（第 142 頁） 16 下（每邊 8 下）
4. 雙臂 T 字羅馬尼亞式單腳硬舉（第 159 頁） 16 下（每邊 8 下）

第 3 級：7 輪

1. 抬臀加伏地挺身兩下（第 150 頁） 8 下（每邊 4 下，16 個伏地挺身）
2. 囚犯深蹲跳起（第 166 頁） 14 下
3. 手臂向側伸肘撐搖擺（第 142 頁） 14 下（每邊 7 下）
4. 羅馬尼亞式單腳硬舉旋轉（第 160 頁） 14 下（每邊 7 下）

請以順暢、穩定的速度做適合自己等級的訓練。動作務必確實。訓練結束後，請記錄自己所需的時間。

緩和運動（第 170 頁）

我的秘訣

如果你做的是第 2 級或第 3 級訓練，而且暫時有輕微的運動傷害或其他身體障礙，不妨將某些練習降級，讓受傷或有侷限的部位減少負擔。

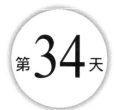

呼,真是辛苦的一週!無論如何,恭喜你在五天裡完成四回訓練,這可不是每個人都辦得到。因此我今天要提醒你,注意自己的身體,盡可能讓自己放鬆!

今日功課:帶便當!

也許你曾經覺得從家裡帶便當出來的人很可笑。現在,你要成為他們的一員。這一點也不俗氣,反而極度實在與有益。也許當你從袋子裡取出自己的食物時,朋友或同事會在一旁竊竊私語。可是你要挺住!你一定有兩、三個適合微波爐使用的保鮮盒,往後可以用來攜帶食物。如果沒有,請去附近的大賣場買幾個。沒錯,你得花點金錢和時間去烹調及打包餐點。但是當你肚子餓時,馬上就能吃到可口又健康的餐點,你絕對會為自己的付出感到無比欣慰。當然,如果你喜歡的話,我也不反對將盒裡的餐點加熱後盛在盤子上。保鮮盒同樣適合居家使用。你想必曾經在用餐後還剩下一人份剩菜。把它們裝進保鮮盒裡,第二天拿出來食用。老實說,當你打開富含營養價值的便當時,朋友和同事會投以羨慕眼光。

額外功課

如果你喜歡,不妨也買一個可以放自製醬料的沙拉攪拌瓶。因為現成醬料達不到我們要求的品質。

果香沙拉醬

適合 2 人份的沙拉

4 湯匙橄欖油
2 湯匙檸檬汁
1 茶匙芥末
1 茶匙蜂蜜
少許研磨的鹽與胡椒
少許水
半把切碎的羅勒菜
3 湯匙葵花子

這是利用每個人家裡都有的材料做成的營養豐富、用途廣泛的醬料。最好先在一個袋子或一只碗裡攪拌均勻,然後再淋在沙拉上。

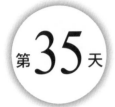

第**35**天

今早起床時，你或許還覺得很累，畢竟你練得相當辛苦。不過給你個驚喜，在這 90 天挑戰的第六週，我們還會再來一次！所以請好好地休息，尤其必須注意要有充足的睡眠！

今日功課：找出你家附近最好的餐廳

為自己準備餐點是首選，這樣我們才能完全掌握食物內容。當然，偶爾出去吃個飯也能讓人開心、放鬆。但是並非所有餐廳都符合我們的要求。雖然有許多餐廳會提供火雞雞胸肉的健康沙拉，可是也有不少地方提供的是現成的沙拉與桶裝醬料。今天的功課就是在住家附近好好巡視，看哪些餐廳有提供富含蛋白質和蔬菜的可口餐點。你得找找看哪些餐廳有新鮮蔬菜做配菜，哪些餐廳有琳瑯滿目的沙拉。新的美食餐廳的食材往往很有彈性，例如捲餅改用米飯而非餅皮，漢堡使用全麥麵包，沙拉取代薯條，檸檬水取代氣泡飲料。非洲與中東餐廳有許多很棒的肉類和蔬菜類餐點。不妨用手機 App 或網頁來搜尋。

行動力訓練

行動力訓練是由暖身運動（第 138 頁）與緩和運動（第 170 頁）組成。請注意，練習時動作要緩慢而確實！不必太過用力，不過要保持專心，放鬆心情。

1. 四足跪地轉腿　10 下（每條腿 5 下）
2. 側臥旋肩　10 下（每邊 5 下）
3. 四足跪地轉下犬式　10 下
4. 手臂高舉單膝跪地　10 下（每邊 5 下）
5. Z 字拉伸　每個姿勢與每邊維持 20 秒
6. 坐姿分腿側拉　每個姿勢與每邊維持 15 秒
7. 蠍子拉伸　每個姿勢與每邊維持 20 秒

我的秘訣

與三五好友去吃吃到飽的餐廳非常過癮。只不過，切記，少吃那些油炸的東西！

第36天

新的一週開始，我們要再度重重敲擊你已熟悉的「鐵鎚」。你得到妥善復原，各項練習也都熟悉，請全力以赴！從明天起，一個全新訓練正等著你去挑戰！

今日訓練：鐵鎚

暖身運動（第 138 頁）

第 1 級：每項練習 4 個回合

1. 蠍子高踢（第 143 頁）
2. 羅馬尼亞式單腳硬舉（第 158 頁）
3. 跳傘式（第 153 頁）
4. 雙手高舉弓箭步（第 167 頁）

第 2 級：每項練習 5 個回合

1. 蠍子側踢（第 144 頁）
2. 雙臂 T 字羅馬尼亞式單腳硬舉（第 159 頁）
3. 雙臂 T 字跳傘式（第 153 頁）
4. 側半邊弓箭步（第 168 頁）

第 3 級：每項練習 6 個回合

1. 蠍子側踢觸地（第 145 頁）
2. 羅馬尼亞式單腳硬舉旋轉（第 160 頁）
3. 雙臂 Y 字跳傘式（第 154 頁）
4. 雙邊觸地弓箭步（第 169 頁）

　　每項練習包含練習 40 秒（單邊練習時，在某一邊做完一下後換邊繼續），休息 20 秒。在繼續下一項練習前，請先完成一項練習應完成的所有回合數。請保持順暢、穩定的速度，並且盡量不要做額外的休息。完成練習後，請記錄自己在每項練習的最後一回合裡各做了多少下。

緩和運動（第 170 頁）

我的祕訣

　　要有毅力，如果某回訓練或某項練習的成績退步切勿氣餒。人的狀況每天都會變，這很正常。

第37天

哪裡有「鐵鎚」,「鐵砧」就在不遠處。該來套新練習了!第一次做這套練習時,最重要的還是動作確實與純熟。往後幾週你有足夠的機會創造新紀錄!

今日訓練:鐵砧

暖身運動(第 138 頁)

第 1 級:4 輪

1. 抬臀(第 149 頁)
2. 後弓箭步(第 161 頁)
3. 雙足前置讓我進去(第 151 頁)
4. 羅馬尼亞式單腳硬舉(第 158 頁)

第 2 級:5 輪

1. 抬臀加伏地挺身一下(第 150 頁)
2. 側弓箭步(第 162 頁)
3. 雙腿彎曲讓我起來(第 152 頁)
4. 雙臂 T 字羅馬尼亞式單腳硬舉(第 159 頁)

第 3 級:6 輪

1. 抬臀加伏地挺身兩下(第 150 頁)
2. 鐵人麥克(第 163 頁)
3. 雙腿抬高讓我起來(第 152 頁)
4. 羅馬尼亞式單腳硬舉旋轉(第 160 頁)

每項練習先做 45 秒(做單邊練習時,某一邊做完一下後換邊繼續),接著休息 15 秒,然後改做下一項練習。請根據自己的等級做 4、5 或 6 輪練習。請試著保持速度穩定,在練習的 45 秒裡不要中斷。訓練結束後,請記錄下最後一輪每項練習各做了幾次。

緩和運動(第 170 頁)

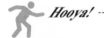 *Hooya!* --

本書裡所有訓練名稱皆源自我在美軍特種部隊服務的時期。當時它們曾被用作目標代號。

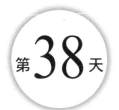

如果「鐵鎚」和「鐵砧」讓你痠軟無力，今天的功課就在沙發上完成。攝取足夠的營養越來越重要，尤其是充足的蛋白質。辛苦訓練的人更要吃得好！兩者聯手會帶來成功。

今日功課：學習頂尖運動員的態度

　　成功人士（特別是成功的運動員）被問到成功秘訣時，我們往往可以聽到相同的答案：永不放棄！他們知道自己的狀態並非每天都處於顛峰，生病或受傷更會讓表現退步。儘管如此，他們還是一路往前，無論發生什麼事。如果他們在一場比賽中落敗，會試著在下一場贏回來。麥可‧喬丹（Michael Jordan）被許多人譽為有史以來最好的籃球選手，他在許多比賽中的絕殺球都成了傳奇。喬丹自己對此有何表示？他在球員生涯裡曾經輸過 300 多場比賽，有 9000 多次出手沒有命中，其中有 26 次因而與勝利失之交臂。然而，在每次失手和失敗後，他依然全力以赴。他表示，這或許就是他最後能如此成功的原因。你正需要這樣的態度！切勿因為某天表現不好就灰心喪志。請戴上鋼盔，鼓起勇氣往前衝！最終一定會訓練成功。現在就請仔細讀下一頁的文章。

額外功課

　　請在自家附近找一個戶外的練習場所。你比較喜歡公園與大自然？或寧可選擇帶有城市風情的後院？

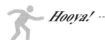 *Hooya!*

　　或許你有時會渴望和其他人一起練習，大家相互扶持砥礪。你可以和朋友一起訓練或上課，不過有件事我必須跟你說清楚：絕大多數真正成功的健身運動員都是獨自練習。因為，若是遇到不像你這麼積極的人，他們會成為你的阻力。沒錯，團隊或伙伴有時的確會有激勵效果，不過也很可能淪為你躲避訓練的幌子！

度過訓練低潮！

　　對於事情的熱情，可說是成就那件事的最佳動力。當你熱切地投入，即使承受最大的痛苦也甘之如飴。可是我們的身心並非總是在顛峰狀態，它不是一部全年無休的熱情發動機，有時也會被好聽的藉口蒙蔽。也許你在接受挑戰期間，曾在起床或下班時有過這樣的念頭：我今天沒興趣做訓練！或許是因為確實工作太累，或許是要忙著做重要的決定，或許是人際關係的問題牽絆、困擾了你。又或許，其實只是懶病復發。首先我想提醒一下：如果有什麼日子你完全沒有動力練習，不必因此良心不安。這種事情其實很正常，這就是人性。連我也難免會碰上這樣的日子，我的內心會傳來一種聲音吶喊著：啊，今天就算了吧！

　　在這樣的日子裡，我們要做的事情再清楚簡單不過，那就是繼續練習！不要埋怨，不要猶疑，更不要找藉口，繼續做就對了！

　　在此談論的並不是無謂的浪費，而是每天花半小時（包括暖身與緩和）投資自己的健康與幸福。這半小時在你生活中的地位不可動搖，不可以被任何人、事、物取代！

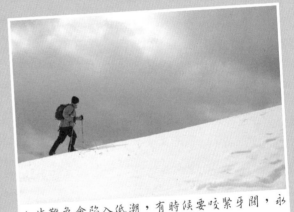

人生難免會陷入低潮，有時候要咬緊牙關，永遠不要忘了自己的目標！

　　有時，身體會用意想不到的方式捉弄我們。以我自己為例，有時我在心理上會感到心力交瘁，可是在做了訓練後，精神又都來了。有時身體機器是依靠備載電力運行，這不過是它要重回高效運轉前的小插曲。

　　在懶洋洋的日子裡，請先勉力跨出第一步，毫不遲疑地展開訓練，其他問題便會迎刃而解。對我來說，這時做暖身運動很重要，這不僅能幫助身體為訓練做好準備，也為腦袋做好準備。我可以暫時把正在忙的事擱在一邊，讓內心回復平靜，準備好全力以赴。

　　我從不曾說這場 90 天挑戰簡單容易。我也提醒過，這場挑戰會要求你使出渾身解數。然而，最終讓我們自豪的不是不勞而獲的成功，而是必須辛苦耕耘才能獲得的成果；我們為一件事投注了許多心力，這件事會因而變得更有價值。這場挑戰結束時，你會取得非凡成果。到時回首過去，你肯定會感到自豪，因為在最艱苦的日子裡，你選擇繼續做下去！

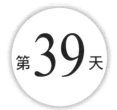

我們已逐漸接近訓練計畫的一半，你迄今的表現可圈可點！為了不讓你無聊，我們今天要來嘗試一套新的訓練。請把握這次機會，好好熟悉一下新的練習！

今日訓練：燃燒器

暖身運動（第 138 頁）

第 1 級：16 分鐘

1. 殭屍深蹲（第 164 頁）　15 下
2. 觀星式（第 155 頁）　10 下（每邊 5 下）
3. 雙手高舉弓箭步（第 167 頁）　10 下（每邊 5 下）
4. 蠍子高踢（第 143 頁）　10 下（每邊 5 下）

第 2 級：20 分鐘

1. 囚犯深蹲（第 165 頁）　15 下
2. 觀星式加伏地挺身一下（第 156 頁）　10 下（每邊 5 下）
3. 側半邊弓箭步（第 168 頁）　10 下（每邊 5 下）
4. 蠍子側踢（第 144 頁）　10 下（每邊 5 下）

第 3 級：24 分鐘

1. 囚犯深蹲跳起（第 166 頁）　15 下
2. 觀星式加彈起伏地挺身一下（第 157 頁）　10 下（每邊 5 下）
3. 雙邊觸地弓箭步（第 169 頁）　10 下（每邊 5 下）
4. 蠍子側踢觸地（第 145 頁）　10 下（每邊 5 下）

請在指定時間內盡可能完成多輪練習。訓練結束後，請記錄下完成整輪練習的次數。請注意，動作務必確實！

緩和運動（第 170 頁）

我的祕訣

訓練時不要太常去（或根本別去）注意時鐘。把心思完全擺在訓練上，計時器很快就會響！

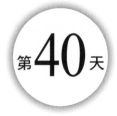

繼上一回的新訓練後，本週還要再學套新的。今天遇上的是「小丑」！請先記好訓練流程，在訓練過程中才可省去不必要的休息。你到目前為止始終奮戰不懈，今天同樣會有好表現！

今日訓練：小丑

暖身運動（第 138 頁）

第 1 級：5 輪

1. 後弓箭步（第 161 頁）　20 下（每邊 10 下）
2. 蠍子高踢（第 143 頁）　10 下（每邊 5 下）
3. 雙足前置讓我進去（第 151 頁）　10 下
4. 抬臀（第 149 頁）　10 下（每邊 5 下）

第 2 級：6 輪

1. 側弓箭步（第 162 頁）　20 下（每邊 10 下）
2. 蠍子側踢（第 144 頁）　10 下（每邊 5 下）
3. 雙腿彎曲讓我起來（第 152 頁）　10 下
4. 抬臀加伏地挺身一下（第 150 頁）　10 下（每邊 5 下）

第 3 級：7 輪

1. 鐵人麥克（第 163 頁）　20 下（每邊 10 下）
2. 蠍子側踢觸地（第 145 頁）　10 下（每邊 5 下）
3. 雙腿抬高讓我起來（第 152 頁）　10 下
4. 抬臀加伏地挺身兩下（第 150 頁）　10 下（每邊 5 下）

請依序練習，並完成指定的輪數。你隨時可以休息，但休息時間切勿過多。在訓練結束後，請記錄下自己所需的時間。

緩和運動（第 170 頁）

我的祕訣

在做新訓練時要格外專心。今天同樣是把焦點擺在學習新動作上。

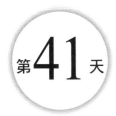

多麼了不起的一氣呵成！恭喜，你已通過本週的艱苦訓練！現在要做的再清楚不過：好好地歇腳、吃飯、睡覺！不過，我們還要再學習和嘗試一點新東西。

今日功課：吃點你從前不喜歡的健康食物！

也許是菠菜，也許是綠色花椰菜，也許是無害的黃瓜。小時候肯定有什麼蔬菜是你一點也不想吃的。猜猜看？沒錯，今天你要去吃它！我並不是要折磨你，絕對沒有那個意思！我們的喜好與習慣可能會隨著時間而改變。這也意味著，應該給自己討厭過的東西一個平反的機會。因此，請在今天某一餐裡加入從前不喜歡吃的蔬菜，有可能的話直接生吃。你應該已漸漸忘記，小時候你會把它們全部吐出來，但現在你會發現這些蔬菜吃起來沒有記憶中那麼糟。同理，也可以試著去接受曾經有成見的事物，或許如今你已能對它們另眼相待。

 Hooya! --

哪個男人會喜歡打掃自己的住處？不過，老實說，打掃家裡會讓人覺得無趣，往往是因為我們先入為主地認為，做這些事會讓人不舒服。如同人生當中的許多事情，這也是態度的問題。冷靜地想一想，三不五時打掃一下家裡，其實是有必要的！擁有控制權與決定權的是你，不是你的心情！--

> **我的祕訣**
>
> 捏著鼻子硬吞下去不算數。請抱持好奇與開放的心！

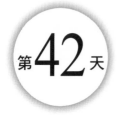

第42天

喜歡休息日嗎？無論如何應該安安心心放個假！不妨回顧一下過去六週的訓練。成績斐然！你也曉得，下一回訓練已在等著你。明天要再度全力衝刺。

今日功課：肌肉漸進地放鬆

你在挑戰第一週認識了身體的積極復原，今天我們要做的是精神的積極復原。功課是嘗試漸進式的肌肉放鬆。聽起來很深奧嗎？事實上，頂尖運動員都會做這樣的練習。現在你明白，人們不該囿於舊有的成見。這項練習是要讓你的內心復歸平靜，精神集中。簡短的練習過程大致如下：先找個安靜的地方坐好，閉上眼睛，用力深呼吸一分鐘，然後從腳趾開始輪流關注身上的肌肉群，先繃緊肌肉四到五秒（請勿做到抽筋的地步），接著用同樣的時間放鬆。在同一部位重複 10 次，然後以同樣方式逐步往上到頸部。不妨花上半小時做這個練習。順道一提，這項技巧在平日也適用！

行動力訓練

行動力訓練是由暖身運動（第 138 頁）與緩和運動（第 170 頁）組成。請注意，練習時動作要緩慢而確實！不必太過用力，不過要保持專心，放鬆心情。

1. 四足跪地轉腿　10 下（每條腿 5 下）
2. 側臥旋肩　10 下（每邊 5 下）
3. 四足跪地轉下犬式　10 下
4. 手臂高舉單膝跪地　10 下（每邊 5 下）
5. Z 字拉伸　每個姿勢與每邊維持 20 秒
6. 坐姿分腿側拉　每個姿勢與每邊維持 15 秒
7. 蠍子拉伸　每個姿勢與每邊維持 20 秒

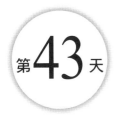

第**43**天

你已認識了這場 90 天挑戰的所有訓練。從現在起一直到挑戰結束，每週會做這八套練習中的四套。你將日起有功，取得越來越好的成績。保持下去！

今日訓練：評量

暖身運動（第 138 頁）

第 1 級：每項練習 4 個回合

1. 肘撐搖擺（第 141 頁）　目標：每回合 25 下
2. 雙足前置讓我進去（第 151 頁）　目標：每回合 12 下
3. 後弓箭步（第 161 頁）　目標：每回合 12 下（每邊 6 下）
4. 窄式三點伏地挺身（第 146 頁）　目標：每回合 12 下（每邊 6 下）

第 2 級：每項練習 5 個回合

1. 手臂向前伸肘撐搖擺（第 142 頁）　目標：每回合 12 下（每邊 6 下）
2. 雙腿彎曲讓我起來（第 152 頁）　目標：每回合 10 下
3. 側弓箭步（第 162 頁）　目標：每回合 12 下（每邊 6 下）
4. 肩寬式三點伏地挺身（第 147 頁）　目標：每回合 12 下（每邊 6 下）

第 3 級：每項練習 6 個回合

1. 手臂向側伸肘撐搖擺（第 142 頁）
2. 雙腿抬高讓我起來（第 152 頁）
3. 鐵人麥克（第 163 頁）
4. 寬式三點伏地挺身（第 148 頁）

　　請根據自己的等級依次完成每項練習 4、5 或 6 個回合，練習過程中，每練 30 秒就休息 30 秒。請計算確實完成的次數，並在每個回合完成後記下。如果你在每個回合都能達到規定的目標次數，接下來的訓練就可以晉升一級；除非你已躍上第 3 級。

緩和運動（第 170 頁）

我的秘訣

　　如果經過評量後仍停留在較低的級別上，請不要氣餒！訓練單元的成功與否取決於強度，並非等級。

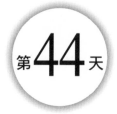

第**44**天

也許大多數高負荷訓練單元還是令你肌肉痠痛。撐下去,過不久便會好多了!享受訓練時的全力以赴,享受訓練後淋浴的快感吧!

今日訓練:作品

暖身運動(第 138 頁)

第 1 級:4 輪

1. 蠍子高踢(第 143 頁)
2. 殭屍深蹲(第 164 頁)
3. 窄式三點伏地挺身(第 146 頁)
4. 跳傘式(第 153 頁)

第 2 級:5 輪

1. 蠍子側踢(第 144 頁)
2. 囚犯深蹲(第 165 頁)
3. 肩寬式三點伏地挺身(第 147 頁)
4. 雙臂 T 字跳傘式(第 153 頁)

第 3 級:6 輪

1. 蠍子側踢觸地(第 145 頁)
2. 囚犯深蹲跳起(第 166 頁)
3. 寬式三點伏地挺身(第 148 頁)
4. 雙臂 Y 字跳傘式(第 154 頁)

每項練習先做 45 秒(做單邊練習時,某一邊做完一下後換邊繼續),接著休息 15 秒,然後改做下一項練習。請根據自己的等級 4、5 或 6 輪練習。請試著保持速度穩定,在練習的 45 秒裡不要中斷。練習完成後,請記錄下在最後一輪中每項練習各重複了幾次。

緩和運動(第 170 頁)

我的祕訣

利用練習間暫停的 15 秒預想下一項練習的流程,讓自己立刻擺好正確的起始姿勢。

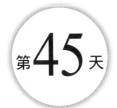

第**45**天 中場休息！這意味著，你已完成了 25 回訓練，這比某些上健身房運動的人一整年的訓練量還多。我為你的堅持感到驕傲，你也該感到自豪。請用同樣滿滿的活力完成後半的訓練！

今日功課：對垃圾食物與冷凍食品說不！

在你提出指責之前我要先反駁：我無意要你當苦行僧，也無意剝奪你人生的樂趣！我其實也喜歡偶爾吃點甜食或重口味、油膩的東西，只要不妨礙我的訓練和身體狀態。這便是癥結所在。現在我們正在做高強度訓練，為取得最大成效，你必須付出最大的努力，做出點犧牲。飲食是訓練的基礎，而我希望你在這場 90 天挑戰裡擁有真正能獲得成功的條件。在這情況下，不得不對垃圾食物與冷凍食品說不，對人工甜食說不，對來自化學實驗室的食物說不，因為它們都不是真正的食物。我們過幾天會再回過頭來聊這個。你若看過我們的食譜，或許已經明白：真正的食物不會妨礙健康！要讓食物可口，既不需要增味劑，也不需要一大堆添加物。俗語說得好：萬事起頭難！請仔細閱讀下一頁文章，徹底實踐文章的指示。

額外功課

請觀賞一下《阿諾‧史瓦辛格的健美之路》（*Pumping Iron*）這部影片，它是阿諾‧史瓦辛格（Arnold Schwarzenegger）年輕時拍的一部健身經典。我並不是要你把劇中人當成榜樣。建議觀看這部影片，一來是該片受到所有健身運動員的推崇；二來則是你可以在片中看到，某些人能夠且必須遵守多少紀律。

我的秘訣

我喜歡吃越南菜，越南餐廳的菜色幾乎都有蛋白質、蔬菜、完美的辣味！請根據自己的訓練目標，少吃或盡可能多吃米飯。

抗拒誘惑的方法

　　你在過去幾週裡一定想過：來根巧克力棒或來塊蛋糕吧！或者渴望吃點不會出現在 90 天挑戰菜單上的食物。身體對於糖或其他不健康食物的渴望真的很固執，主要牽扯到我們對於自己喜歡的不健康食物的回憶與情感。我們想的不僅是品嚐的口味，還有品嚐時的感覺。

　　如同一段糟糕的關係結束後，我們只會收藏最美好的回憶，對食物的依戀也是如此。我們會在內心嘀咕：架上的巧克力是世上最美妙、最可口的食物！這樣的誘惑很難抗拒。好消息是我們可以設定自己的身體，讓它知道什麼是好的。用一點智慧與毅力，你一定辦得到。當你十分渴望糖、酒精或其他人工食品時，請保持清醒，仔細做個分析：我們要的是能幫助自己繼續向前的食物，它們富含蛋白質、優質脂肪和其他營養。每一餐都可能讓我們進步，同

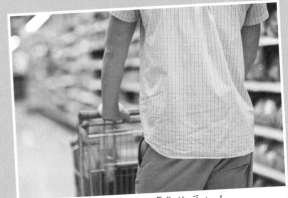

到超市採購，不要誤入「危險區」！

樣的，每一餐也都有可能讓我們退步。你的訓練是如此辛苦，而且投入了這麼多，絕不能眼睜睜看著自己的努力付諸東流！

　　當背後隱藏著社群壓力時，要對不健康的食物說不就更不容易，尤其是酒精。許多地方的飲酒文化仍不容置疑：暢飲者開心，拒飲者掃興。恭敬卻堅決地推辭，甚至會被視為不合群。

　　這完全是扭曲的觀念，彷彿我們該為別人的心情負責。事實上，你只需要為自己負責！你已經決定在這場 90 天挑戰裡，徹底改變日常生活裡的一些事。你已取得了主控權！或許周遭的人也十分佩服你的紀律，無奈的是，人們在團體裡鮮少會讚揚一個人的自制力，卻會輕率地去嘲笑他不喝啤酒。

　　也許在這 90 天過後，你會再去品嚐自己以前喜歡的食物，到時你會發現，那些食物比記憶中的更造作、更虛假。因為在這段期間裡，你已告訴自己的身體什麼才是它需要的東西，更重要的是這些真正的食物可口無比。

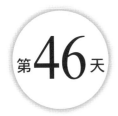

希望你已妥善休息，睡眠充足，準備好迎接挑戰的下半場訓練。今天同樣在計時器鈴響時卯足全勁。火力全開，沒有任何藉口！

今日訓練：騷動

暖身運動（第 138 頁）

第 1 級：16 分鐘

1. 後弓箭步（第 161 頁）　8 下（每邊 4 下）
2. 窄式三點伏地挺身（第 146 頁）　6 下（每邊 3 下）
3. 羅馬尼亞式單腳硬舉（第 158 頁）　8 下（每邊 4 下）
4. 雙足前置讓我進去（第 151 頁）　6 下

第 2 級：20 分鐘

1. 側弓箭步（第 162 頁）　6 下（每邊 3 下）
2. 肩寬式三點伏地挺身（第 147 頁）　6 下（每邊3 下）
3. 雙臂 T 字羅馬尼亞式單腳硬舉（第 159 頁）　8 下（每邊 4 下）
4. 雙腿彎曲讓我起來（第 152 頁）　6 下

第 3 級：24 分鐘

1. 鐵人麥克（第 163 頁）　6 下（每邊 3 下）
2. 寬式三點伏地挺身（第 148 頁）　6 下（每邊 3 下）
3. 羅馬尼亞式單腳硬舉旋轉（第 160 頁）　8 下（每邊 4 下）
4. 雙腿抬高讓我起來（第 152 頁）　6 下

　　請做適合自己等級的練習。依照先後順序，在完成指定的次數後換做下一項。在指定時間內盡可能完成多輪練習。你隨時可以休息，不過練習時盡可能不要中斷，休息時間也切勿過長。在訓練結束後，請記錄下完成整輪練習的次數。

緩和運動（第 170 頁）

我的秘訣

　　做「拉的練習」時，請注意核心肌群要保持穩定，身體不要彎曲！在這情形下，硬得像塊木板是件好事。

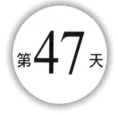

第47天

今天有兩個高興的理由：一來你在本週還有一次全力以赴的機會，二來接著會有兩個休息日。你喝了足夠的水嗎？在訓練日裡，補充充足的水分格外重要。

今日訓練：暴君
暖身運動（第138頁）
第1級：5輪

1. 抬臀（第149頁）　14下（每邊7下）
2. 殭屍深蹲（第164頁）　20下
3. 肘撐搖擺（第141頁）　40下
4. 羅馬尼亞式單腳硬舉（第158頁）　14下（每邊7下）

第2級：6輪

1. 抬臀加伏地挺身一下（第150頁）　10下（每邊5下，10個伏地挺身）
2. 囚犯深蹲（第165頁）　16下
3. 手臂向前伸肘撐搖擺（第142頁）　16下（每邊8下）
4. 雙臂T字羅馬尼亞式單腳硬舉（第159頁）　16下（每邊8下）

第3級：7輪

1. 抬臀加伏地挺身兩下（第150頁）　8下（每邊4下，16個伏地挺身）
2. 囚犯深蹲跳起（第166頁）　14下
3. 手臂向側伸肘撐搖擺（第142頁）　14下（每邊7下）
4. 羅馬尼亞式單腳硬舉旋轉（第160頁）　14下（每邊7下）

　　請以順暢、穩定的速度做適合自己等級的訓練。動作務必確實。訓練結束後，請記錄下自己所需的時間。

緩和運動（第170頁）

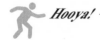 *Hooya!* --

許多男性會忽視柔軟度的重要性。不過，它可是體能的關鍵因素之一！身體的柔軟度一旦受限，要如何激發強大的力量？瘋狂地臥推固然很不錯，可是能自在地做倒立伏地挺身更棒。

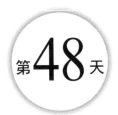

第48天

如今你對身體的感覺不一樣了吧？是否感受到自己各方面的活動更穩定了？自信心也變得更強？切記，每個成功的挑戰日都是對未來最好的投資。

今日功課：對抗冷嘲熱諷！

看到別人有成就，大多數人會採取以下兩種截然不同的態度：一是衷心讚賞與祝福，一是酸溜溜地奚落與嘲諷。周遭肯定已有人注意到，你在過去幾週全心全意且遵守紀律地訓練和飲食。除了把你說成瘋子外，他們沒有更好的方式表達心中妒意。因為你滴酒不沾，訓練也成為生活中重要的一部分。從現在起，請讓自己和那些人明白：做這些事，無非是因為這會讓你成為一個更積極、更健康、更幸福的人，可以更樂觀、更有自信地度過人生，不必過度操心身體狀況，有更多時間享受人生。對於那些不能或不想理解的人，老實說，你也不必去理會！

額外功課

刻意走到超市裡擺放你最愛零食（如甜食或洋芋片）的貨架前，仔細瞧一瞧它們的包裝，尤其是成分。你就會知道為何它們不該再出現在你的飲食計畫裡（糖！）。然後把它們放回架上。

我的秘訣

有些人一天到晚抱怨生活中什麼都不順，一下子牽拖天氣不好，一下子責怪政府無能，一下子又抱怨大家都對他不友善。他所說的，無非是些自以為是的藉口，用來包裝「我沒有成就事情的意志」。別聽他們的話，那些話只會阻礙你。我們要關心的是可以做到什麼，達成什麼！

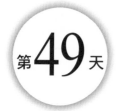

第**49**天

如果你今天有點坐不住，不妨藉此機會做做行動力訓練。它能幫助你改善柔軟度。

今日功課：去咖啡廳坐坐，但不要吃蛋糕！

今天在自己家附近找間咖啡廳；可以是你熟悉的，也可以是你想去嚐鮮的。我想提醒的是：在拿鐵馬奇朵與巧克力蛋糕之間，還是有你不需要捨棄的更好選擇。當然不能由飲料攝取熱量，這項原則依然適用。因此，所有加奶加糖的特調咖啡已被全數排除。幾乎沒有熱量的黑咖啡是能量推進劑，是個正確選擇。你會十分訝異，不被牛奶和糖主導的咖啡，品嚐起來層次多麼變化多端。那麼茶呢？例如可以來一杯新鮮沖泡的薄荷茶。請仔細看菜單，上面一定有既營養又鮮美的餐點符合我們的飲食計畫，例如加了培根或鮭魚的炒蛋，或是天然優格配新鮮水果沙拉。在咖啡廳和在餐廳一樣，只要食材許可，工作人員會很樂意依你所願。用完餐後你可以安心地回家，因為你不僅吃得好也吃得聰明。對了，出門時別帶手機。

行動力訓練

行動力訓練是由暖身運動（第 138 頁）與緩和運動（第 170 頁）所組成。請注意，練習時動作要緩慢而確實！不必太過用力，不過要保持專心，放鬆心情。

1. 四足跪地轉腿　10 下（每條腿 5 下）
2. 側臥旋肩　10 下（每邊 5 下）
3. 四足跪地轉下犬式　10 下
4. 手臂高舉單膝跪地　10 下（每邊 5 下）
5. Z 字拉伸　每個姿勢與每邊維持 20 秒
6. 坐姿分腿側拉　每個姿勢與每邊維持 15 秒
7. 蠍子拉伸　每個姿勢與每邊維持 20 秒

我的秘訣

日益受到歡迎的西班牙料理（Tapas）相當符合我們飲食計畫的要求。現在許多城市裡都能找到這類餐廳，在那裡可以完全依照個人需求點選牛肉到海鮮等許多富含蛋白質與蔬菜的餐點，連帶享受地中海風情。

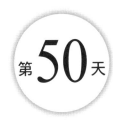

想必周遭的人已開始對你的改變議論紛紛。如今你的身材已有了明顯改變，你也感覺到自己更健康、更有活力。繼續努力！

今日訓練：鐵鎚

暖身運動（第 138 頁）

第 1 級：每項練習 4 個回合

1. 蠍子高踢（第 143 頁）
2. 羅馬尼亞式單腳硬舉（第 158 頁）
3. 跳傘式（第 153 頁）
4. 雙手高舉弓箭步（第 167 頁）

第 2 級：每項練習 5 個回合

1. 蠍子側踢（第 144 頁）
2. 雙臂 T 字羅馬尼亞式單腳硬舉（第 159 頁）
3. 雙臂 T 字跳傘式（第 153 頁）
4. 側半邊弓箭步（第 168 頁）

第 3 級：每項練習 6 個回合

1. 蠍子側踢觸地（第 145 頁）
2. 羅馬尼亞式單腳硬舉旋轉（第 160 頁）
3. 雙臂 Y 字跳傘式（第 154 頁）
4. 雙邊觸地弓箭步（第 169 頁）

每項練習包含 40 秒的訓練（做單邊練習時，某一邊做完一下後換邊繼續），和 20 秒的休息。先完成一項練習應完成的回合數後，才能做下一項練習。請保持順暢、穩定的速度，盡量不要做額外的休息。完成練習後，記錄下自己在最後一回合裡每項練習做了多少下。

緩和運動（第 170 頁）

我的祕訣

在做「跳傘式」練習時，請想像在自由落體狀態下，空氣阻力會將你的雙臂及雙腿往上推。

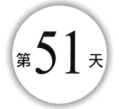

第 **51** 天

訓練肯定已在你的生活中扎根。那麼，有什麼事情會比訓練讓你感覺更好？沒錯，就是刷新紀錄。今天又輪到「鐵砧」登場。給它點顏色瞧瞧吧！

今日訓練：鐵砧

暖身運動（第 138 頁）

第 1 級：4 輪

1. 抬臀（第 149 頁）
2. 後弓箭步（第 161 頁）
3. 雙足前置讓我進去（第 151 頁）
4. 羅馬尼亞式單腳硬舉（第 158 頁）

第 2 級：5 輪

1. 抬臀加伏地挺身一下（第 150 頁）
2. 側弓箭步（第 162 頁）
3. 雙腿彎曲讓我起來（第 152 頁）
4. 雙臂 T 字羅馬尼亞式單腳硬舉（第 159 頁）

第 3 級：6 輪

1. 抬臀加伏地挺身兩下（第 150 頁）
2. 鐵人麥克（第 163 頁）
3. 雙腿抬高讓我起來（第 152 頁）
4. 羅馬尼亞式單腳硬舉旋轉（第 160 頁）

每項練習先做 45 秒（做單邊練習時，某一邊做完一下後換邊繼續），接著休息 15 秒，然後改做下一項練習。請根據自己的等級做 4、5 或 6 輪練習。請試著保持速度穩定，做訓練的 45 秒裡不要中斷。訓練結束後，請記錄下最後一輪中每項練習各重複了幾次。

緩和運動（第 170 頁）

訓練後飲用：健身用鳳梨可樂達

1 人份，約 25 公克蛋白質

300 毫升椰子汁

1 把新鮮鳳梨

2 湯匙蛋白粉（原味或香草口味）

視個人喜好酌量添加碎冰塊

將所有材料放入調理機或用攪拌器打勻即可飲用。

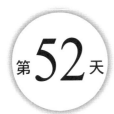

第52天

你可能會覺得不耐煩,但我還是要提醒一下:真正的健身並非只有訓練,飲食和休養也是重要環節。你一定很高興,因為本週我們要聊的主題是「享受」!

今日功課:在不妨礙訓練目標下獎勵自己

你一定曉得這種感覺:做完訓練後去淋浴時,雖然精疲力竭,卻又會感到無比歡欣。運動後會有一卡車的快樂激素傾瀉而出。這也就是為何你在此時此刻會對自己的受苦受難感到自豪和滿足。或許有人認為,規律訓練有如此回報已足夠。不過事情沒有那麼簡單。要得到這種激素刺激,我們必須不斷提高訓練成效,因為身體會很快熟悉某種程度的負擔。此外,有時體內系統在我們精疲力竭後營造不出確實的快感。我們會聊一聊,在這樣的日子裡如何心安理得地好好慰勞自己。請仔細閱讀下一頁的文章。

額外功課

今天幫自己實現一個小小的願望,獎勵你始終恪守紀律!也許去看一部一直想看的動作片,或是買張你喜歡的歌手新專輯。好好享受吧!

我的秘訣

我真的很少看電視。不過有時遇上好影集,我也不會放過。過去這段時間最吸引我的是《絕命毒師》(Breaking Bad)與《夢魘殺魔》(Dexter)。花上個把小時坐在沙發上看影集也是犒賞自己的方法!

用聰明方法給自己獎勵

當我們成就了非比尋常的事，會樂於享有獎勵。這需求牢牢固定在我們的突觸裡，基本上不算是壞事，畢竟實至名歸的良好感覺會讓獎勵更甜美。有時我們為了慶祝會暴飲暴食，或是飲用有礙健康的飲料，但這也不是大問題。慶祝是好事，對我們的心理很重要。可是有個更聰明的做法：慶祝時別食用身體不需要的玩意，免得你在成功之路上倒退走。

我希望你可以繼續獎勵自己。如果某天確實訓練得很辛苦，最終也取得了很好的成績，那就值得慰勞自己。只不過獎勵不該是一包洋芋片或一罐啤酒。你曉得，我們要的是能幫助我們前進的營養。訓練後喝酒精飲料會打亂身體裡許多運作程序，因為這時身體得先忙著解毒。

因此我們要尋找替代品，也就是尋找真正有益的獎勵。獎勵可以是食物，但不一定非得是。舉例來說：你在工作上達成了一項重要目標，有充分理由為自己驕傲，過去你會喝啤酒慶祝，如今我們要找個兼顧身心的慰勞方法。何不試試自己親手做的冰沙和喜歡吃的水果？或是去自己喜歡的餐廳點一大份沙拉？或是一包昂貴的堅果？可行的方法比比皆是！

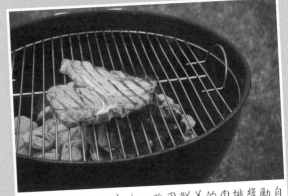

不用洋芋片或巧克力，改用鮮美的肉排獎勵自己！

讓自己的腦筋轉一下。慶祝並不等於應該喝酒，即使這樣的觀念在我們的社會根深蒂固。我想說的是，你有主控權，對你的身體也是。可以指示自己的身體，它應當如何得到獎勵。老實說，喝到三更半夜最後頭昏腦脹地回家，睡到不省人事，這樣真的很棒嗎？

當然，不必老是用飲食犒賞自己，你肯定有其他物質慾望。一旦成功地減脂增肌，何不為衣櫥添幾件新裝？你既然認真努力，成功就應該讓大家看見。何不買一件喜愛品牌新推出的 T 恤呢？

最後應當牢記：當我成就了什麼便會有好事降臨！無論是訓練或是人生，這會幫助你付出更多心力，取得更多成就。請立刻用獎勵把自己往前推進吧！

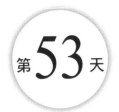

第**53**天

你已進入挑戰的第八週。對於整個八套練習，現在你應該如數家珍。萬一還有什麼不明白的地方，請針對那些練習仔細地再研究一遍！

今日訓練：燃燒器

暖身運動（第 138 頁）

第 1 級：16 分鐘

1. 殭屍深蹲（第 164 頁） 15 下
2. 觀星式（第 155 頁） 10 下（每邊 5 下）
3. 雙手高舉弓箭步（第 167 頁） 10 下（每邊 5 下）
4. 蠍子高踢（第 143 頁） 10 下（每邊 5 下）

第 2 級：20 分鐘

1. 囚犯深蹲（第 165 頁） 15 下
2. 觀星式加伏地挺身一下（第 156 頁） 10 下（每邊 5 下）
3. 側半邊弓箭步（第 168 頁） 10 下（每邊 5 下）
4. 蠍子側踢（第 144 頁） 10 下（每邊 5 下）

第 3 級：24 分鐘

1. 囚犯深蹲跳起（第 166 頁） 15 下
2. 觀星式加彈起伏地挺身一下（第 157 頁） 10 下（每邊 5 下）
3. 雙邊觸地弓箭步（第 169 頁） 10 下（每邊 5 下）
4. 蠍子側踢觸地（第 145 頁） 10 下（每邊 5 下）

請在指定時間內盡可能完成多輪練習。訓練結束後，請記錄下完成整輪練習的次數。請注意，動作務必確實！

緩和運動（第 170 頁）

我的秘訣

在做「弓箭步」練習時，請盡可能壓低身體，直到膝蓋幾乎觸及地面！將運動範圍擴展到最大，可收到最大的成效。

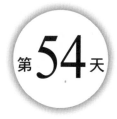

第54天

又來到每週第五天的第四回訓練。我再次希望你在迎接兩個休息日之前依然能全力以赴。你是位鬥士,今天就好好表現吧!

今日訓練:小丑

暖身運動(第138頁)

第1級:5輪

1. 後弓箭步(第161頁)　20下(每邊10下)
2. 蠍子高踢(第143頁)　10下(每邊5下)
3. 雙足前置讓我進去(第151頁)　10下
4. 抬臀(第149頁)　10下(每邊5下)

第2級:6輪

1. 側弓箭步(第162頁)　20下(每邊10下)
2. 蠍子側踢(第144頁)　10下(每邊5下)
3. 雙腿彎曲讓我起來(第152頁)　10下
4. 抬臀加伏地挺身一下(第150頁)　10下(每邊5下)

第3級:7輪

1. 鐵人麥克(第163頁)　20下(每邊10下)
2. 蠍子側踢觸地(第145頁)　10下(每邊5下)
3. 雙腿抬高讓我起來(第152頁)　10下
4. 抬臀加伏地挺身兩下(第150頁)　10下(每邊5下)

　　請依序練習,並完成指定的輪數。你隨時可以休息,但休息時間切勿過多。在訓練結束後,請記錄下自己所需的時間。

緩和運動(第170頁)

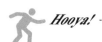 *Hooya!* --

　　許多健身運動員都固執地抱持這個看法:大量重複次數的肌力訓練可以讓肌肉的線條更好。對此我只能說:沒有搭配適當飲食(特別是減少碳水化合物攝取)根本不可能!正確飲食合高強度的間歇式訓練,才是減少脂肪、增長線條分明肌肉的最好方法。

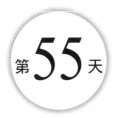

第**55**天

沒有訓練的日子並不代表沒有紀律，最重要的是為身體的修復與生長攝取足夠的蛋白質。此外我還要苦口婆心問一句：你的睡眠依然充足嗎？

今日功課：找出自己喜歡的新甜食

許多人喜歡吃巧克力，往往會用來當獎勵。因為有些人指出，吃下巧克力後，我們體內會分泌出快樂激素。好消息是：你可以繼續吃巧克力，偶爾吃一次。不太好的消息是：你必須仔細區別巧克力。基本原則是：可可含量至少要有80％以上，不許有任何添加物。頂多折下一小排品嚐，便可以確定你吃的巧克力含糖量很少，而且不含其他有的沒的，攝取量也一目了然。你覺得可可含量太高太苦？請多包涵，試著習慣吃這樣的巧克力。說不定過了幾星期後，你就再也不喜歡吃牛奶巧克力，因為它們實在太甜了！同樣原則也適用於其他甜食和點心，例如蛋糕、水果沙拉、優格等。切記，離糖遠一點！

額外功課

為自己準備從未品嚐過的堅果（原味！）。基本上，堅果是優良的脂肪與蛋白質來源。你會訝異，它們的味道居然如此變化多端！

蛋白質炸彈乳酪蛋糕

8～10 塊，每塊約 20 公克蛋白質

500 公克凝乳（脂肪含量最好是 40％）

可選擇添加：2 湯匙蛋白粉（最好是香草口味）

5 顆蛋

少許檸檬皮

肉桂粉

兩把你喜歡的漿果

烤箱（頂部和底部）預熱至 200 度。將凝乳、粉、蛋和檸檬皮攪拌均勻，倒入鋪有烘焙紙的小型蛋糕模裡（直徑約 20 公分）分散平均。大方地撒上肉桂粉。放入烤箱烤 30 分鐘。待冷卻後用漿果裝飾。放入冰箱中冷藏，吃起來別有一番風味！

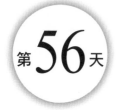

第**56**天

回首來時路，你已熬過 55 天。此後還有 34 個日子等著你，其中包含了 20 回訓練；換言之，還有 20 次讓身體和體能進步的機會！今天就請你好好休息。

今日功課：刻意去淋浴或泡澡

當我說去泡澡或沖澡，你或許會想：這不是我一直都在做的事嗎？是的，當然你都有固定淋浴，只不過此淋浴不等於彼淋浴。比起一大早在上班前趕緊到浴室沖個澡，幾乎沒有放鬆的意義可言；在你辛苦完成訓練之後，好整以暇地享受淋浴帶來的舒爽，這時才稱得上放鬆。我想藉此指出：連那些看似理所當然的事物也適合用來當作獎勵，只要你正確地運用。因此，今天請你去泡個澡，如果沒有浴缸，就做個淋浴。請注意，重點不在清潔身體。如果可以的話不妨同時聽聽收音機，或者看本書、喝杯冷飲。不要趕時間，也別讓他人來打擾你。從悠閒中營造生活品質！藉助正確做法就能辦到。對了，記得把手機擺在別的地方！

行動力訓練

行動力訓練是由暖身運動（第 138 頁）與緩和運動（第 170 頁）組成。請注意，練習時動作要緩慢而確實！不必太過用力，不過要保持專心，放鬆心情。

1. 四足跪地轉腿　10 下（每條腿 5 下）
2. 側臥旋肩　10 下（每邊 5 下）
3. 四足跪地轉下犬式　10 下
4. 手臂高舉單膝跪地　10 下（每邊 5 下）
5. Z 字拉伸　每個姿勢與每邊維持 20 秒
6. 坐姿分腿側拉　每個姿勢與每邊維持 15 秒
7. 蠍子拉伸　每個姿勢與每邊維持 20 秒

我的秘訣

下回購物時請買瓶新的沐浴乳或止汗劑。請別只挑最便宜的產品，應該選擇你自己真正喜歡的香味。這也是幸福生活的小基石，它們可以讓你在一天的開始或結束時擁有好心情。

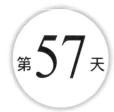

如果你在挑戰開始前就有一點訓練經驗，每回訓練或許無法一直出現長足進步。這是正常的，沒什麼大不了。但每回的訓練都是值得的！

今日訓練：評量

暖身運動（第 138 頁）

第 1 級：每項練習 4 個回合

1. 肘撐搖擺（第 141 頁） 目標：每回合 25 下
2. 雙足前置讓我進去（第 151 頁） 目標：每回合 12 下
3. 後弓箭步（第 161 頁） 目標：每回合 12 下（每邊 6 下）
4. 窄式三點伏地挺身（第 146 頁） 目標：每回合 12 下（每邊 6 下）

第 2 級：每項練習 5 個回合

1. 手臂向前伸肘撐搖擺（第 142 頁） 目標：每回合 12 下（每邊 6 下）
2. 雙腿彎曲讓我起來（第 152 頁） 目標：每回合 10 下
3. 側弓箭步（第 162 頁） 目標：每回合 12 下（每邊 6 下）
4. 肩寬式三點伏地挺身（第 147 頁） 目標：每回合 12 下（每邊 6 下）

第 3 級：每項練習 6 個回合

1. 手臂向側伸肘撐搖擺（第 142 頁）
2. 雙腿抬高讓我起來（第 152 頁）
3. 鐵人麥克（第 163 頁）
4. 寬式三點伏地挺身（第 148 頁）

　　請根據自己的等級依次完成每項練習 4、5 或 6 個回合，在練習過程中，每練 30 秒就休息 30 秒鐘。請計算確實完成的次數，每個回合完成後記下。如果你在每個回合都能達到規定的目標次數，就可以在接下來的訓練裡晉升一級；除非你已躍上了第 3 級。

緩和運動（第 170 頁）

我的秘訣

你是否都有注意呼吸？呼吸一定要有規律，切勿在練習中憋氣！

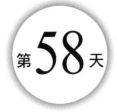

第58天

努力克服像 90 天挑戰的難關,感覺很棒吧?相信我,當你最終通過挑戰,感覺鐵定會更美好。為此,今天請你再度拿出真本事,好好做每天的練習!

今日訓練:作品
暖身運動(第 138 頁)
第 1 級:4 輪

1. 蠍子高踢(第 143 頁)
2. 殭屍深蹲(第 164 頁)
3. 窄式三點伏地挺身(第 146 頁)
4. 跳傘式(第 153 頁)

第 2 級:5 輪

1. 蠍子側踢(第 144 頁)
2. 囚犯深蹲(第 165 頁)
3. 肩寬式三點伏地挺身(第 147 頁)
4. 雙臂 T 字跳傘式(第 153 頁)

第 3 級:6 輪

1. 蠍子側踢觸地(第 145 頁)
2. 囚犯深蹲跳起(第 166 頁)
3. 寬式三點伏地挺身(第 148 頁)
4. 雙臂 Y 字跳傘式(第 154 頁)

每項練習先做 45 秒(做單邊練習時,某一邊做完一下後換邊繼續),接著休息 15 秒,然後改做下一項練習。請根據自己的等級做 4、5 或 6 輪練習。請保持速度穩定,做訓練的 45 秒裡不要中斷。練習完成後,請記錄下在最後一輪中每項練習各重複了幾次。

緩和運動(第 170 頁)

 Hooya!

難度分級也適用於徒手重量訓練。今天的「三點伏地挺身」的第三級練習,可說是項扎扎實實的挑戰。藉由提高雙足的位置,或是將雙手向外移,便可持續增加這項練習的難度。

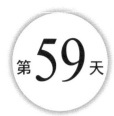

第**59**天

今天是休息日和動腦日！過去幾週裡，你讀過不少關於健身及健康生活方式的文章。不過還沒完呢，仍有不少東西要學！畢竟社會上充斥著許多似是而非的說法。

今日功課：使用真正有益的的營養補充品

幾乎每位職業運動員在飲食上都有怪癖。有些人一天要吃十根香蕉，有些人酷愛杏仁醬，有些人早餐沒有搭配蜂蜜就食不下嚥。在個別情況下，「運動佳績與特殊飲食習慣有直接關聯」，這種說法當然誘人，實際情況卻比較複雜。許多食物會被吹捧成靈丹妙藥，有時只是稍微誇大，有時卻根本是騙局一場（例如將普通的優格包裝成腸胃救星來行銷）。我在往後幾天將告訴你如何以一些小手法來優化營養的補充，且不背離我們自然與健康的基本原則。我必須先聲明，我的推薦名單其實很短，因為我完全不希望你在這方面多花冤枉錢。請仔細閱讀下一頁的文章。

我的祕訣

做訓練之前需要來點興奮劑嗎？特別是針對男性，許多來自化學實驗室的訓練前提神產品都會宣稱能讓我們龍精虎猛。不過，在進行訓練之前單純來杯咖啡或綠茶就好；沒有比這更簡單的方法了！如果覺得有必要額外補充能量，不妨喝杯新鮮現榨果汁。

營養補充品的真相與謊言

　　如果你翻閱過健身雜誌，必然會注意到裡頭夾雜著大量營養補充品廣告。這些產品往往有個響亮的英文名，宣稱具有無與倫比的神效，無論要減肥、增重、增強體力，還是其他什麼目的。我不得不說，在這完全不受拘束的市場裡要放亮自己的眼睛，這點十分重要。基本上為了達成目標，應當盡可能避免使用營養補充品。

　　但有部分的應用還是有益，其中之一是額外攝取 omega-3 脂肪酸。它能對身體裡的能量發揮正面影響，平衡我們攝取過多的 omega-6 脂肪酸（主因是，幾乎所有我們食用的動物都是食用穀類而非食用青草）。我們可透過魚油膠囊來攝取omega-3 脂肪酸。如果你訓練至今依然覺得缺乏能量，不妨試試 omega-3 脂肪酸！

　　額外攝取維他命 D 也很有益。一般來說，我們的身體會在陽光直射皮膚時生產維他命 D，這套機制在夏季運行得特別順利。然而到冬季時，不僅照射到地表的陽光變弱，我們身上多半裹著厚重的衣物。沒有獲得足夠維他命 D 的人容易出現缺乏症，不但會殃及包括神經系統在內的身體運行，有時更會導致輕微憂鬱的症狀。因此，如果你在夏天

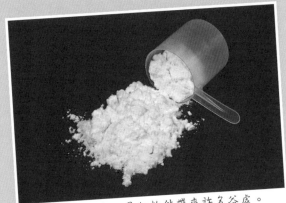

如果你很少吃肉，蛋白粉能帶來許多益處。

太陽曬得不夠，到了冬天又經常窩在室內，請試著額外攝取維他命 D。

　　接著要來聊聊蛋白粉（我在第四日已經談過什麼重要且有益）。為確保蛋白質攝取足夠，可適當利用富含乳清蛋白的原味蛋白粉。請注意，最好選用蛋白質含量超過90％且盡可能不含添加物的產品，這對訓練計畫來說是最佳的營養補給。製造商會宣稱，不同產品適合用於不同目的與時間（例如白天、夜晚、訓練後、修復專用等），但是對我們來說一罐就夠了。不要被搞得團團轉！此外我已提醒過，別去理會什麼蛋白質能量棒。幾乎所有市面上販售的這類商品都含有大量的糖，充其量只適合增加體重，而且多半不好吃。這些都比不上親手製作的奶昔；它們才應該是你的首選！

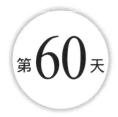

第**60**天

如果需要來點變化，不妨換地方訓練。看要在室內或室外、公園或庭院。換換視野可以製造新鮮感，尤其是為我們的腦袋。好吧，該訓練了！我敢肯定你今天一定會精進！

今日訓練：騷動

暖身運動（第 138 頁）

第 1 級：16 分鐘

1. 後弓箭步（第 161 頁）　8 下（每邊 4 下）
2. 窄式三點伏地挺身（第 146 頁）　6 下（每邊 3 下）
3. 羅馬尼亞式單腳硬舉（第 158 頁）　8 下（每邊 4 下）
4. 雙足前置讓我進去（第 151 頁）　6 下

第 2 級：20 分鐘

1. 側弓箭步（第 162 頁）　6 下（每邊 3 下）
2. 肩寬式三點伏地挺身（第 147 頁）　6 下（每邊 3 下）
3. 雙臂 T 字羅馬尼亞式單腳硬舉（第 159 頁）　8 下（每邊 4 下）
4. 雙腿彎曲讓我起來（第 152 頁）　6 下

第 3 級：24 分鐘

1. 鐵人麥克（第 163 頁）　6 下（每邊 3 下）
2. 寬式三點伏地挺身（第 148 頁）　6 下（每邊 3 下）
3. 羅馬尼亞式單腳硬舉旋轉（第 160 頁）　8 下（每邊 4 下）
4. 雙腿抬高讓我起來（第 152 頁）　6 下

　　請做適合自己等級的練習。依照先後順序，在完成指定的次數後換做下一項。在指定時間內盡可能完成多輪練習。你隨時可以休息，不過練習時盡可能不要中斷，休息時間也切勿過長。在訓練結束後，請記錄下完成整輪練習的次數。

緩和運動（第 170 頁）

我的秘訣

　　你是否覺得運動過度？是否會長時間無精打采、疲倦、欲振乏力？不妨關個機，放心地將訓練降一（或兩）級。

第61天

有了扎實的訓練與正確飲食，這一天只會更好，不是嗎？請牢記，你對自己的人生有主控權，切勿讓任何人或任何事壞了心情。

今日訓練：暴君

暖身運動（第138頁）

第1級：5輪

1. 抬臀（第149頁） 14下（每邊7下）
2. 殭屍深蹲（第164頁） 20下
3. 肘撐搖擺（第141頁） 40下
4. 羅馬尼亞式單腳硬舉（第158頁） 14下（每邊7下）

第2級：6輪

1. 抬臀加伏地挺身一下（第150頁） 10下（每邊5下，10個伏地挺身）
2. 囚犯深蹲（第165頁） 16下
3. 手臂向前伸肘撐搖擺（第142頁） 16下（每邊8下）
4. 雙臂T字羅馬尼亞式單腳硬舉（第159頁） 16下（每邊8下）

第3級：7輪

1. 抬臀加伏地挺身兩下（第150頁） 8下（每邊4下，16個伏地挺身）
2. 囚犯深蹲跳起（第166頁） 14下
3. 手臂向側伸肘撐搖擺（第142頁） 14下（每邊7下）
4. 羅馬尼亞式單腳硬舉旋轉（第160頁） 14下（每邊7下）

請以順暢、穩定的速度做適合自己等級的訓練。動作務必確實。訓練結束後，請記錄下自己所需的時間。

緩和運動（第170頁）

我的秘訣

有能力做第3級訓練的人可以妥善利用「暴君」的第1級練習來積極復原。如果你已經很有健身經驗，在沒有安排訓練的日子裡，不妨做一下這樣的訓練。

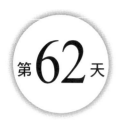

第**62**天　就算你前四回訓練做得不好，今天還是要好好休息。你可以隨性地騎騎腳踏車或散散步，積極地促進復原。外頭有大好的新鮮空氣等著你！

今日功課：買一種新水果

參加這場挑戰之前，或許你一點也不愛吃蔬菜和水果。我希望，這些日子以來，情況已有所改變。雖然我們不想用水果（果糖）填塞自己，不過，適時地吃一份水果不僅可以提供營養與能量，豐富的滋味更可提振精神。因此，今天就去住家附近貨品齊全的超市，嘗試你至今還不熟悉的水果吧。請保持好奇心，探索各種驚喜！近年來要買到來自世界各地最棒的水果越來越容易，例如百香果，有橘色和紫褐色（順道一提，略乾癟代表成熟），據說具有抗憂鬱的功效，新鮮微酸的比甜味更可口。或是除了形狀外與蘋果沒有半點共同之處的石榴。不過請注意，它的紅色汁液容易造成討厭的污漬。愛吃甜的人不妨試試柿子。木瓜也是種有趣的水果，可以單純吃果肉（灑點檸檬汁），也可以連籽一起吃（味道有點苦辣，但富含維他命）。

額外功課

利用調理機、果汁機或攪拌器打一杯個人的新鮮果汁。不妨用自己的名字來命名。

漿果杏仁奶昔

1 人份，約 30 公克蛋白質

300 毫升杏仁奶（不加糖）

2 湯匙蛋白粉（不加糖，原味或香草口味）

半根香蕉

1 把漿果（新鮮的，如果沒有，用冷凍的代替）

1 湯匙花生醬

把所有材料放入調理機或攪拌器攪拌。如果覺得太濃稠，可適量加點水。

第63天

當你知道自己今天不用訓練時，是否出現了明顯的脫癮症狀？是的，激素與自豪會讓你迅速成癮。但是這世上有許多更糟糕的癮！

今日功課：調製一杯完美的奶昔

蛋白奶昔無論是加粉末或加凝乳，你都已經見識過（參閱自第 173 頁起的食譜）。口味變化方面，你的想像力沒有界限。今天就請自己做實驗，可以用各種蔬菜水果做不同組合。我們調製的與市面上販售的現成人工混合物完全無關。請把你的奶昔想像成一份濃縮餐。流質會讓身體更容易吸收養分，尤其在訓練結束後。容我提醒：我們將奶昔區分成訓練後飲用與休息日飲用兩種，都適合在正餐間當點心。訓練後飲用的奶昔應在訓練結束後立刻飲用，它們不含脂肪（因為脂肪會延緩肌肉中的養分輸送），卻含糖，藉以迅速補充能量。相反的，休息日飲用的奶昔應含有脂肪，因為可以減緩胰島素分泌，延長飽足感，因此你最好使用橄欖油、椰子油，或一匙堅果醬（純的，不加鹽和糖！）。所有奶昔都應含有蛋白質（每份可添加兩匙蛋白粉〔約 25 公克〕或 150 克低脂凝乳）。請利用今天的時間製作一些奶昔。用大量水果（例如漿果）做一杯甜奶昔，明天訓練結束後便可飲用。此外再用蔬菜和少量橄欖油做一杯營養豐富的奶昔，做為今天正餐之間的點心。保證可口！

行動力訓練

行動力訓練是由暖身運動（第 138 頁）與緩和運動（第 170 頁）組成。請注意，練習時動作要緩慢而確實！不必太過用力，不過要保持專心，放鬆心情。

1. 四足跪地轉腿　10 下（每條腿 5 下）
2. 側臥旋肩　10 下（每邊 5 下）
3. 四足跪地轉下犬式　10 下
4. 手臂高舉單膝跪地　10 下（每邊 5 下）
5. Z 字拉伸　每個姿勢與每邊維持 20 秒
6. 坐姿分腿側拉　每個姿勢與每邊維持 15 秒
7. 蠍子拉伸　每個姿勢與每邊維持 20 秒

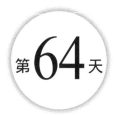

歷經許多週辛苦訓練，你已將訓練內化成自己的一部分。今天又要做訓練了。從今天起，我們將展開最後四週的訓練。所有訓練得再完成兩次。拿出你的看家本領吧！

今日訓練：鐵鎚

暖身運動（第 138 頁）

第 1 級：每項練習 4 個回合

1. 蠍子高踢（第 143 頁）
2. 羅馬尼亞式單腳硬舉（第 158 頁）
3. 跳傘式（第 153 頁）
4. 雙手高舉弓箭步（第 167 頁）

第 2 級：每項練習 5 個回合

1. 蠍子側踢（第 144 頁）
2. 雙臂 T 字羅馬尼亞式單腳硬舉（第 159 頁）
3. 雙臂 T 字跳傘式（第 153 頁）
4. 側半邊弓箭步（第 168 頁）

第 3 級：每項練習 6 個回合

1. 蠍子側踢觸地（第 145 頁）
2. 羅馬尼亞式單腳硬舉旋轉（第 160 頁）
3. 雙臂 Y 字跳傘式（第 154 頁）
4. 雙邊觸地弓箭步（第 169 頁）

每項練習包含了 40 秒訓練（做單邊練習時，某一邊做完一下後換邊繼續），以及 20 秒休息。在繼續下一項練習前，請先完成一項練習應完成的所有回合數。請保持順暢、穩定的速度，盡量不要做額外的休息。完成練習後，請記錄下自己在每項練習的最後一回合裡各做了多少下。

緩和運動（第 170 頁）

我的秘訣

準備一塊板子掛在自己家裡，上頭寫上你在每套訓練裡的最佳時間和紀錄。一方面可以證明你的成績，另一方面可以賦予新的動力。

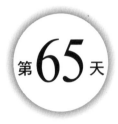

第**65**天

今天我們得接著訓練。或許你的身體也躍躍欲試。你是否感受到身體近來的轉變？生活是否過得更正面、更有活力？

今日訓練：鐵砧

暖身運動（第 138 頁）

第 1 級：4 輪

1. 抬臀（第 149 頁）
2. 後弓箭步（第 161 頁）
3. 雙足前置讓我進去（第 151 頁）
4. 羅馬尼亞式單腳硬舉（第 158 頁）

第 2 級：5 輪

1. 抬臀加伏地挺身一下（第 150 頁）
2. 側弓箭步（第 162 頁）
3. 雙腿彎曲讓我起來（第 152 頁）
4. 雙臂 T 字羅馬尼亞式單腳硬舉（第 159 頁）

第 3 級：6 輪

1. 抬臀加伏地挺身兩下（第 150 頁）
2. 鐵人麥克（第 163 頁）
3. 雙腿抬高讓我起來（第 152 頁）
4. 羅馬尼亞式單腳硬舉旋轉（第 160 頁）

　　每項練習先做 45 秒（做單邊練習時，某一邊做完一下後換邊繼續），接著休息 15 秒，然後改做下一項練習。根據自己的等級做 4、5 或 6 輪練習。請保持速度穩定，做訓練的 45 秒裡不要中斷。訓練結束後，請記錄下最後一輪中每項練習各重複了幾次。

緩和運動（第 170 頁）

 Hooya! --

　　「羅馬尼亞式單腳硬舉」是項久經考驗的舉重練習，不過對於技巧不純熟的人而言有很大的受傷風險。也許單腳硬舉看起來不是很酷，可是這項練習很健康，有助於日常生活，而且同樣具有不錯的功效。--

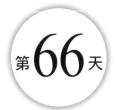

第**66**天

今天又要來點頭腦體操。有些合法又實用的方法可以幫助你完成運動與生活方面的許多任務，音樂是其中一種。請利用節奏幫助自己繼續向前進！

今日功課：想一想，音樂對你的生活有何影響

世界上到處找得到漂亮又舒適的健身房。然而人們喜歡健身房或健身俱樂部，其中一項重要原因是：那裡的音樂氣氛很吸引人！健身房裡會有背景音樂，有些健身房會不斷播放帶有腹部按摩低音的電子節奏，有些則會播放有助放鬆的音樂，降低訓練時的緊張，另有些健身房會重複播放近兩年的流行歌曲。在知名健身俱樂部「CrossFit」的健身室裡，會播放震耳欲聾的搖滾或電子音樂。另一方面，那裡還充斥各式各樣的人聲，沉重的呼吸聲、計數聲、嘶吼聲、啞鈴區裡有節奏的低吟。相較之下，你的所處環境不錯，不必擔心這方面的問題。你可以自行選擇在哪裡訓練，但並不代表必須放棄音樂。情況正好相反，我們也想善用音樂的效用。該怎麼做，我在下一頁的文章裡會告訴你。

額外功課

下回外出時（無論是去購物、咖啡館、住飯店，或是其他什麼地方），請仔細聆聽，並且認真想一想，音樂是如何頻繁地影響我們的日常生活。尤其在商店裡，背景音樂往往會刺激我們去消費。

 Hooya! --

也許你不僅是聆聽者，還是善於某項樂器的演奏者？如果答案是肯定的，我們的訓練計畫對你的愛好很有幫助。無論是彈鋼琴（直挺坐著）、拉小提琴（直挺久站），還是演奏其他樂器，強健的肌肉有助於演奏。--

你的生活配樂！

或許你曾在網路上看過這樣的短片：你熟悉的某部電影在播放時沒有背景音樂。你會發現，畫面是否搭配音樂，帶給我們的感受有多大的不同！透過電影配樂，我們能感受到喜悅、悲傷、勝利或絕望。甚至於，讓某個畫面如此有說服力的往往不是演員，而是作曲家。

你是否彈奏樂器？或者曾經學過演奏樂器？那你一定對音樂的神奇力量更有體悟。音樂不僅可以喚起內心的情感，還能對它發揮巨大影響。而且我懷疑，有哪個很棒的派對不是靠音樂助興的？

當然，音樂可以當作悅耳的背景聲音單純被動地聆聽，例如在路上開車，或是待在家中客廳。不過我們打算積極地利用音樂，讓音樂成為生活中的一部分，成為改變心情的工具！是的，當你有點鬱悶，自然可以放點哀傷的音樂助長憂傷情緒。然而你該做的事要恰恰相反！你得安排一些能在挑戰期間加油打氣的音樂，它們會鼓勵你，讓你洋

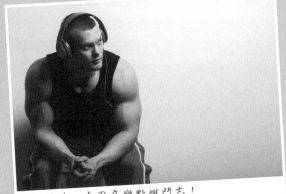

做訓練前，先用音樂點燃鬥志！

溢正面思考，或是藉由強有力的聲響在背後驅策你。你肯定見過某些職業運動員在比賽前會一直戴著一副大耳機。他們就是在用音樂給自己與身體創造對的心情，好在稍後取得最佳成績。對許多人來說，耳機已成為固定象徵，光是戴上去，他們的心裡便清楚：待會兒要奮力一搏！足球隊隊員都會這麼做，格鬥運動員更是如此；不管心裡願不願意，他們都必須痛擊對手。他們平常都是相當和善的傢伙，為此必須轉換相應的情緒。

為了這場挑戰，音樂的搭配可以在訓練前的時間、休息日的日常生活以及身體的復原上。至於在訓練過程中是否要聽音樂，你自己有最終決定權。不過我還是建議：最好不要！沒有任何可能造成衝突的節奏，你會更專注在自己的呼吸和動作的節奏上。對我而言，各項練習可以做得更確實。如果真的覺得沒有音樂做不下去，至少用喇叭播放，不要透過耳機。

我們希望用各種方法讓自己有好心情，活得積極又愉快，當然還要認真、努力地訓練。有音樂陪伴，生活與訓練都會更輕鬆；這一點你很快就會發現！

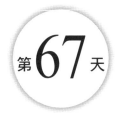

第**67**天

這名字可不是叫假的。如果你在「燃燒器」訓練裡沒有燃燒，你肯定做錯了什麼。今天是倒數第二次機會在這套訓練裡再次締造佳績。不過別忘了暖身，也別忘了緩和運動！

今日訓練：燃燒器

暖身運動（第 138 頁）

第 1 級：16 分鐘

1. 殭屍深蹲（第 164 頁）　15 下
2. 觀星式（第 155 頁）　10 下（每邊 5 下）
3. 雙手高舉弓箭步（第 167 頁）　10 下（每邊 5 下）
4. 蠍子高踢（第 143 頁）　10 下（每邊 5 下）

第 2 級：20 分鐘

1. 囚犯深蹲（第 165 頁）　15 下
2. 觀星式加伏地挺身一下（第 156 頁）　10 下（每邊 5 下）
3. 側半邊弓箭步（第 168 頁）　10 下（每邊 5 下）
4. 蠍子側踢（第 144 頁）　10 下（每邊 5 下）

第 3 級：24 分鐘

1. 囚犯深蹲跳起（第 166 頁）　15 下
2. 觀星式加彈起伏地挺身一下（第 157 頁）　10 下（每邊 5 下）
3. 雙邊觸地弓箭步（第 169 頁）　10 下（每邊 5 下）
4. 蠍子側踢觸地（第 145 頁）　10 下（每邊 5 下）

　　請在指定的時間內盡可能完成多輪練習。訓練結束後，請記錄下完成整輪練習的次數。請注意，動作務必確實！

緩和運動（第 170 頁）

我的秘訣

　　在做「觀星式」練習時務必注意，旋轉髖部切勿動到上半身！訓練不夠的人不容易做到。可是一旦練出來，直到老年都對你有益！

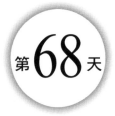

第**68**天

在過去十週當中，你的柔軟度和軀幹穩定性想必有顯著的改善，應當感謝「小丑」這類訓練。今天他又來了。對他不要客氣，告訴他誰才是老大。

今日訓練：小丑

暖身運動（第 138 頁）

第 1 級：5 輪

1. 後弓箭步（第 161 頁）　20 下（每邊 10 下）
2. 蠍子高踢（第 143 頁）　10 下（每邊 5 下）
3. 雙足前置讓我進去（第 151 頁）　10 下
4. 抬臀（第 149 頁）　10 下（每邊 5 下）

第 2 級：6 輪

1. 側弓箭步（第 162 頁）　20 下（每邊 10 下）
2. 蠍子側踢（第 144 頁）　10 下（每邊 5 下）
3. 雙腿彎曲讓我起來（第 152 頁）　10 下
4. 抬臀加伏地挺身一下（第 150 頁）　10 下（每邊 5 下）

第 3 級：7 輪

1. 鐵人麥克（第 163 頁）　20 下（每邊 10 下）
2. 蠍子側踢觸地（第 145 頁）　10 下（每邊 5 下）
3. 雙腿抬高讓我起來（第 152 頁）　10 下
4. 抬臀加伏地挺身兩下（第 150 頁）　10 下（每邊 5 下）

　　請依序練習，並完成指定的輪數。你隨時可以休息，但休息時間切勿過多。在訓練結束後，請記錄下自己所需的時間。

緩和運動（第 170 頁）

我的秘訣

　　就算各項練習你已做過許多次，也切勿忽略暖身運動與緩和運動。這兩者不僅能幫助我們降低運動傷害，還能讓身體和精神處於良好狀態，促進復原。

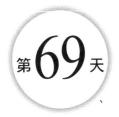第**69**天

我們來到倒數第三個雙休息日。不要感傷。我的建議想必你都牢記在心。好好休息一下，很快就有夠你做的訓練。去享受真正的美食吧！

今日功課：製作你專屬的播放清單

拿起智慧型手機、MP3 播放器或電腦，今天要來製作一份播放清單，幫助你在訓練之前轉換成適當心境。每回訓練前的十分鐘，請聽你所選的音樂，讓精神進入行動模式。或許你曾經做過格鬥運動，回憶一下，哪些音樂可以激起你把大樹連根拔起的心情！如果在這方面沒有什麼實際經驗，不妨根據個人喜好選擇適合的重金屬、嘻哈或節奏明快的電子音樂。如果收集的音樂不多，不妨去一些時下流行的網路音樂商店找找，那裡有各種類型的音樂，在購買前還能先試聽。請試著跨出自己喜歡的音樂類型！或許你和我一樣都是原聲音樂的擁護者。有時候四四拍的低音鼓會帶來神奇效應。但是為了今天的目的，不妨選些大聲、明快、甚至略有攻擊性的音樂。

額外功課

如果你已經在著手製作自己的播放清單，也可順便製作一份能帶來好心情的音樂清單。一旦覺得焦慮或緊張，就馬上聆聽這份清單上的音樂。

我的秘訣

每當我迫切需要為自己加油，我喜歡聽「金屬製品」（Metallica）樂團的老歌。猛烈、真實且率性的音樂。

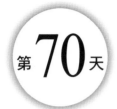

第**70**天

謝天謝地你撐到了這裡！你的訓練成功是對我最大的鼓勵。但是如你所知，好酒沉甕底！剩下的三個星期請再接再厲！

今日功課：聽弛放音樂（chill-out）放鬆

我們在過去幾天找了一些有助於振奮身體和精神的音樂，今天要找的是另一個方向的音樂。請去找一找有助於平靜的音樂。沙發音樂（lounge music）、民謠或交響樂等都很適合。重點是，節奏和風格不匆忙，當你或坐或躺地聆聽時不會想要做任何事。是的，你已經知道這樣休息有多重要。你可以小睡片刻，聽聽音樂，或者兩件事並行，聽到打盹也無所謂。你是否也想在平日應用放鬆的播放清單？上醫院或公家機關要花上一些時間等待，搭車也有覺得無聊的時候，是的，這些事會讓人心煩，你當然可以行使主控權，讓自己放輕鬆。

行動力訓練

行動力訓練是由暖身運動（第 138 頁）與緩和運動（第 170 頁）組成。請注意，練習時動作要緩慢而確實！不必太過用力，不過要保持專心，放鬆心情。

1. 四足跪地轉腿　10 下（每條腿 5 下）
2. 側臥旋肩　10 下（每邊 5 下）
3. 四足跪地轉下犬式　10 下
4. 手臂高舉單膝跪地　10 下（每邊 5 下）
5. Z 字拉伸　每個姿勢與每邊維持 20 秒
6. 坐姿分腿側拉　每個姿勢與每邊維持 15 秒
7. 蠍子拉伸　每個姿勢與每邊維持 20 秒

我的秘訣

我想放鬆時（有時也會在工作時），特別喜歡聽古典音樂。它們能讓我一連數小時不煩躁。是的，特別是身為男性，我建議投資一點時間在放鬆上，沒有人會要求你總是要發揮最大的工作效能。

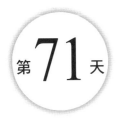

第 **71** 天

這個星期充滿了積極生活態度帶來的生活樂趣。好好享受你可以規律地運動和鍛鍊，好好享受自己在訓練之後可以深呼吸，讓肌肉增長。

今日訓練：評量

暖身運動（第 138 頁）

第 1 級：每項練習 4 個回合

1. 肘撐搖擺（第 141 頁）　目標：每回合 25 下
2. 雙足前置讓我進去（第 151 頁）　目標：每回合 12 下
3. 後弓箭步（第 161 頁）　目標：每回合 12 下（每邊 6 下）
4. 窄式三點伏地挺身（第 146 頁）　目標：每回合 12 下（每邊 6 下）

第 2 級：每項練習 5 個回合

1. 手臂向前伸肘撐搖擺（第 142 頁）　目標：每回合 12 下（每邊 6 下）
2. 雙腿彎曲讓我起來（第 152 頁）　目標：每回合 10 下
3. 側弓箭步（第 162 頁）　目標：每回合 12 下（每邊 6 下）
4. 肩寬式三點伏地挺身（第 147 頁）　目標：每回合 12 下（每邊 6 下）

第 3 級：每項練習 6 個回合

1. 手臂向側伸肘撐搖擺（第 142 頁）
2. 雙腿抬高讓我起來（第 152 頁）
3. 鐵人麥克（第 163 頁）
4. 寬式三點伏地挺身（第 148 頁）

請根據自己的等級依次完成每項練習 4、5 或 6 個回合，在練習過程中，每練 30 秒就休息 30 秒。請計算確實完成的次數，在每個回合完成後記下。如果在每個回合都能達到規定的目標次數，可以在接下來的訓練裡晉升一級；除非你已躍上了第 3 級。

緩和運動（第 170 頁）

我的祕訣

請為自己準備一件新的訓練衣，要好看、亮眼、有實用機能。這件衣服象徵訓練的價值。因為訓練帶來樂趣。

第72天

現在你進入了最後一回評量訓練前的訓練週期。請再試著把動作做確實，改正可能的錯誤。隔了幾週再做同樣的訓練，還是可能會出錯。請留心！

今日訓練：作品

暖身運動（第 138 頁）

第 1 級：4 輪

1. 蠍子高踢（第 143 頁）
2. 殭屍深蹲（第 164 頁）
3. 窄式三點伏地挺身（第 146 頁）
4. 跳傘式（第 153 頁）

第 2 級：5 輪

1. 蠍子側踢（第 144 頁）
2. 囚犯深蹲（第 165 頁）
3. 肩寬式三點伏地挺身（第 147 頁）
4. 雙臂 T 字跳傘式（第 153 頁）

第 3 級：6 輪

1. 蠍子側踢觸地（第 145 頁）
2. 囚犯深蹲跳起（第 166 頁）
3. 寬式三點伏地挺身（第 148 頁）
4. 雙臂 Y 字跳傘式（第 154 頁）

每項練習先做 45 秒（做單邊練習時，某一邊做完一下後換邊繼續），接著休息 15 秒，然後改做下一項練習。請根據自己的等級做 4、5 或 6 輪練習。請保持速度穩定，做訓練的 45 秒裡不要中斷。練習完成後，請記錄下最後一輪中每項練習各重複了幾次。

緩和運動（第 170 頁）

 Hooya! --

美軍特種部隊的學員在體能訓練結訓時必須做到：43 分鐘內跑完 10 公里，兩分鐘內分別完成 70 個伏地挺身、70 個仰臥起坐和 14 個引體向上，1 小時 20 分鐘內游完 4000 公尺。此外，還要完成 7 項潛水任務。 --

第73天

一連兩個訓練日或許把你累壞了。你不認為確實應該高高興興、安安心心地放個假？還是說，什麼都不准做令你不安？好吧，出去散個步是允許的啦！

今日功課：想一想，健身對你的生活有何意義

我希望你再想一想，為何要在這裡做這樣的事？為何要規律地訓練？還有，你的日常生活究竟出現了哪些改變？我可以肯定你越來越能掌握各項練習技巧，也不斷刷新自己的紀錄。晚上累了，開心地倒在床上，對於一個積極的人來說肯定很美好。然而，在健身和這場 90 天挑戰背後隱藏了更多東西。我總是喜歡再三強調：我們在這裡做的一切，到頭來並不只是為了在練習中取得更棒的成績，而是為了在人生中取得更好的成就。身為教練的我，當然十分樂見你的深蹲動作或伏地挺身日益精進。但最讓我高興的莫過於你結識了新朋友、在事業上更成功、在生活中擁有更多喜悅；因為你的外表改變了且散發光彩，因為你變得更有朝氣、更積極，還有因為你早睡早起！我將在下一頁告訴你一些其他的理由，進一步說明為什麼注意體能與健康是這麼地值得。

額外功課

如果你過得好，也讓他人一同分享喜悅。今天就稱讚一下每個和你說話的人，或是給他們一個親切的手勢！特別是女性，她們都喜歡誠實又有禮貌的關注。

我的祕訣

萬一在某個訓練日特別提不起勁，別多想，盡快練習！你會發現，在那之後心情會好轉，而且一整天都會是好心情。

健身讓人生充滿樂趣！

　　你一定發現到，生活在過去十週裡出現了一些正面改變。睡眠變得充足，飲食變得妥善，日常生活中也因為規律訓練而變得更有活力。你當然可以為自己撐過了 70 天感到驕傲，因為不是人人都能辦到的！你肯定也想在訓練結束後體驗內啡肽分泌。

　　無論如何我可以保證，就算你沒有練出像山一樣的肌肉，或是大幅減少身上的脂肪，你的活力、達成了特別的事情所帶來的好心情，周遭人都看在眼裡。我甚至要大膽說一句：（基於種種原因）活得健康的人比較幸福！

　　這是從許多人的認知得到的結論。當你接受過訓練，會更有機會獲得他人青睞。我指的並非完美無瑕的六塊肌，而是人人都能達到的基本事項，例如由於背部與核心肌肉愈形穩固所表現出的挺拔體態。無論在會商還是調情，他人會無意識地感受到你究竟是猥瑣還是堂堂正正。特別在面試或約會這類情況裡，這點會讓結果產生巨大差異。一個身體健康、體態良好的人，會自動呈現出他的紀律與積極。

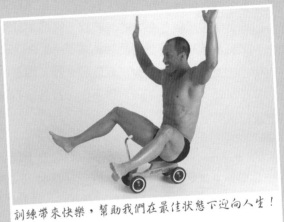

訓練帶來快樂，幫助我們在最佳狀態下迎向人生！

　　就連荷爾蒙的分泌，在健身與不健身的人身上也會有巨大差異。規律做訓練的人較有機會擁有美滿的性生活。訓練可以增加荷爾蒙分泌，而且身體的感覺更好，有益於提升自信。

　　當周遭的人察覺到你的改變，在最好的情況下，這些改變會感染周遭的人。因為你向他們顯示，只要努力做訓練並輔以妥善飲食，人人都可以讓生活更美好。在 90 天挑戰期間做了些什麼，你無須去傳教也無須去宣傳。經驗顯示，當人活得積極健康，周遭的人會自動過來關注。

　　這時幫別人一把，讓他們也去做點改變，這會是件快樂的事。最理想的是，朋友或同事間引發連鎖反應。參與挑戰的你最終不再是別人眼中的怪咖，這樣的角色就留給那些食古不化的人吧。他們始終不明白，沒有訓練、妥善飲食與復原，多少生活品質的提升會與自己擦身而過。

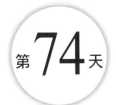

第**74**天

你的目標就快實現了，再過兩個多星期就能完成這場 90 天挑戰。請想想，到目前為止完成了些什麼？身體與生活有何改變？然後繼續大步向前！

今日訓練：騷動
暖身運動（第 138 頁）
第 1 級：16 分鐘

1. 後弓箭步（第 161 頁）　8 下（每邊 4 下）
2. 窄式三點伏地挺身（第 146 頁）　6 下（每邊 3 下）
3. 羅馬尼亞式單腳硬舉（第 158 頁）　8 下（每邊 4 下）
4. 雙足前置讓我進去（第 151 頁）　6 下

第 2 級：20 分鐘

1. 側弓箭步（第 162 頁）　6 下（每邊 3 下）
2. 肩寬式三點伏地挺身（第 147 頁）　6 下（每邊 3 下）
3. 雙臂 T 字羅馬尼亞式單腳硬舉（第 159 頁）　8 下（每邊 4 下）
4. 雙腿彎曲讓我起來（第 152 頁）　6 下

第 3 級：24 分鐘

1. 鐵人麥克（第 163 頁）　6 下（每邊 3 下）
2. 寬式三點伏地挺身（第 148 頁）　6 下（每邊 3 下）
3. 羅馬尼亞式單腳硬舉旋轉（第 160 頁）　8 下（每邊 4 下）
4. 雙腿抬高讓我起來（第 152 頁）　6 下

　　請做適合自己等級的練習。依照先後順序，在完成指定的次數後換做下一項練習。在指定時間內盡可能完成多輪的練習。你隨時可以休息，不過練習時盡可能不要中斷，休息時間也切勿過長。訓練結束後，請記錄下完成整輪練習的次數。

緩和運動（第 170 頁）

 Hooya!

　　在健身圈裡總是有許多人在宣揚「越多越好」的觀念。這種說法危險且失職。我之所以設計這套訓練，一方面是為了幫人們節省時間，一方面是為了要證明，適度努力便能獲致驚人的成效。

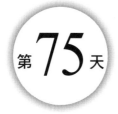

你在三個月前或許無法想像，自己居然可以在五天裡完成四回訓練。不用懷疑，現在的你的確具有這樣的實力！是否已羨煞了周遭的人？辛苦鍛鍊得來的成果值得旁人欽羨。

今日訓練：暴君

暖身運動（第138頁）

第1級：5輪

1. 抬臀（第149頁）　14下（每邊7下）
2. 殭屍深蹲（第164頁）　20下
3. 肘撐搖擺（第141頁）　40下
4. 羅馬尼亞式單腳硬舉（第158頁）　14下（每邊7下）

第2級：6輪

1. 抬臀加伏地挺身一下（第150頁）　10下（每邊5下，10個伏地挺身）
2. 囚犯深蹲（第165頁）　16下
3. 手臂向前伸肘撐搖擺（第142頁）　16下（每邊8下）
4. 雙臂T字羅馬尼亞式單腳硬舉（第159頁）　16下（每邊8下）

第3級：7輪

1. 抬臀加伏地挺身兩下（第150頁）　8下（每邊4下，16個伏地挺身）
2. 囚犯深蹲跳起（第166頁）　14下
3. 手臂向側伸肘撐搖擺（第142頁）　14下（每邊7下）
4. 羅馬尼亞式單腳硬舉旋轉（第160頁）　14下（每邊7下）

請以順暢、穩定的速度做適合自己等級的訓練。動作務必確實。訓練結束後，請記錄下自己所需的時間。

緩和運動（第170頁）

我的秘訣

做個小小提醒：訓練成功的基礎在於訓練時與訓練後補充足夠的水分、盡可能完善的練習技巧、訓練後飲用奶昔幫助復原。

第76天

我始終認為自己單獨訓練效果最好，不過並不反對你和他人分享自己的生活方式。也許你可以鼓勵他人嘗試這場挑戰，或是為此做點好事。

今日功課：為某人煮點健康食物

也許這段時間以來，你一直想鼓勵別人一起健身。因為你喜歡他們，而且你發現到，他們同樣可以在生活中做點改變。但是粗魯地給別人指教（例如：「你太胖了，應該練練身體！」）往往無濟於事。何不換個方式，試試邀請朋友或同事到家裡吃頓飯。此舉會令客人開心，你可藉機將一些健康美食（遺憾的是，至今仍有許多人認為健康的飲食不好吃）端上桌，讓他們曉得，健康飲食並不代表放棄享受。這對許多人來說是改變認知的第一步。各式蔬菜與香料混搭，要比千篇一律的肉排配薯條來得有趣很多！找一份美味食譜，再約上三五好友，在美食幫助下好好地交流！

額外功課

自製一些佐餐的冰茶。在這樣的場合裡，請勿提供汽水之類的飲料。

我的秘訣

別擔心在廚房裡使用了許多的湯鍋或煎鍋，再麻煩都是值得的！如果你又煎牛排又煮蔬菜（參閱第176頁），之後可能得多洗一些廚房用具。然而，食物的美味肯定能補償這一點。

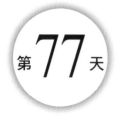

第 **77** 天

今天不做抬腿，而是要特別積極地復原。不要去管什麼成績，單純為自己從訓練中得來的能力感到欣慰，自在地活動。到了明天，我們要繼續一一解決剩下的訓練。

今日功課：與家人或朋友出去走走

你已取得可觀的成就！我希望你可以好好享受這個體驗生活樂趣的日子。稍微了解一下住家附近哪裡可以健行，哪裡可以爬山；如果你在冬天做這個挑戰計畫，還是要尋找適合戶外活動的地點。此外也看看住處附近哪裡有休閒公園或親水公園。挑一項你和朋友會玩得很開心的活動，然後走出戶外，做做深呼吸，活動筋骨，享受一下休閒時光。近年來各地盛行的高空繩索公園特別有意思，甚至還會有訓練效果，非常適合用來驗證健身獲得的能力。這樣一天活動下來，花費的確要比去看場電影來得多。不過這是少有的體驗，會讓我們留下特別的回憶。

行動力訓練

行動力訓練是由暖身運動（第 138 頁）與緩和運動（第 170 頁）組成。請注意，練習時動作要緩慢而確實！不必太過用力，不過要保持專心，放鬆心情。

1. 四足跪地轉腿　10 下（每條腿 5 下）
2. 側臥旋肩　10 下（每邊 5 下）
3. 四足跪地轉下犬式　10 下
4. 手臂高舉單膝跪地　10 下（每邊 5 下）
5. Z 字拉伸　每個姿勢與每邊維持 20 秒
6. 坐姿分腿側拉　每個姿勢與每邊維持 15 秒
7. 蠍子拉伸　每個姿勢與每邊維持 20 秒

我的秘訣

切勿因為擔心他人會認為你太老，不適合做那樣的事，就放棄去做某些事情！偶爾重拾赤子之心，是件幸福的事！

第78天

哇，時間過好快！從今天起，你要跟 90 天挑戰裡的每套訓練告別，先從「鐵鎚」開始。意思再清楚不過：這是你最後一次在這套練習上刷新紀錄的機會。好好把握！

今日訓練：鐵鎚

暖身運動（第 138 頁）

第 1 級：每項練習 4 個回合

1. 蠍子高踢（第 143 頁）
2. 羅馬尼亞式單腳硬舉（第 158 頁）
3. 跳傘式（第 153 頁）
4. 雙手高舉弓箭步（第 167 頁）

第 2 級：每項練習 5 個回合

1. 蠍子側踢（第 144 頁）
2. 雙臂 T 字羅馬尼亞式單腳硬舉（第 159 頁）
3. 雙臂 T 字跳傘式（第 153 頁）
4. 側半邊弓箭步（第 168 頁）

第 3 級：每項練習 6 個回合

1. 蠍子側踢觸地（第 145 頁）
2. 羅馬尼亞式單腳硬舉旋轉（第 160 頁）
3. 雙臂 Y 字跳傘式（第 154 頁）
4. 雙邊觸地弓箭步（第 169 頁）

每項練習包含了 40 秒的訓練（做單邊練習時，某一邊做完一下後換邊繼續），以及 20 秒的休息。在繼續下一項練習前，先完成一項練習應完成的所有回合數。保持速度順暢、穩定，訓練時盡量不要做額外的休息。完成練習後，請記錄下自己在每項練習的最後一回合裡各做了多少下。

緩和運動（第 170 頁）

我的祕訣

從現在起，請為每回訓練創造出真正的最佳環境：充足的飲水、寬敞的空間、新鮮的空氣、沒有壓力！

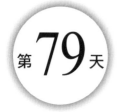第**79**天

和「鐵砧」告別時（希望你是用一聲轟然巨響），或許你已在考慮挑戰結束後的事。接下來要何去何從？往後目標是什麼？就此放下訓練肯定不會是你的選擇。

今日訓練：鐵砧

暖身運動（第 138 頁）

第 1 級：4 輪

1. 抬臀（第 149 頁）
2. 後弓箭步（第 161 頁）
3. 雙足前置讓我進去（第 151 頁）
4. 羅馬尼亞式單腳硬舉（第 158 頁）

第 2 級：5 輪

1. 抬臀加伏地挺身一下（第 150 頁）
2. 側弓箭步（第 162 頁）
3. 雙腿彎曲讓我起來（第 152 頁）
4. 雙臂 T 字羅馬尼亞式單腳硬舉（第 159 頁）

第 3 級：6 輪

1. 抬臀加伏地挺身兩下（第 150 頁）
2. 鐵人麥克（第 163 頁）
3. 雙腿抬高讓我起來（第 152 頁）
4. 羅馬尼亞式單腳硬舉旋轉（第 160 頁）

　　每項練習先練 45 秒（做單邊練習時，某一邊做完一下後換邊繼續），接著休息 15 秒，然後改做下一項練習。請根據自己的等級做 4、5 或 6 輪練習。保持速度穩定，在訓練的 45 秒裡不要中斷。訓練結束後，請記錄下最後一輪中每項練習各做了幾次。

緩和運動（第 170 頁）

我的秘訣

　　腰部的柔軟度是日常生活中許多事情的關鍵。可是我們的坐姿經常是 90 度角，會對腰部造成妨礙。當你待在家裡看書或看電視時，不妨偶爾坐在地上，稍微打破一下一成不變的坐姿。

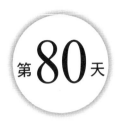 第**80**天

如果有朝一日，你能教自己的孩子或孫子做健身練習，那會多麼美好！每個人都有權利作夢。如果能憑恆心與毅力讓美夢成真，那會更好！

今日功課：思考自己未來的健身之路

我從 13 歲就開始訓練。當時我還很瘦弱，並不特別有自信。既沒有健身房會員資格，也沒有任何健身器材。於是我從伏地挺身和仰臥起坐開始練起，一直練到可以一口氣做完 75 個伏地挺身加 600 個仰臥起坐。可是我並不以此滿足，還是繼續追求個人的最佳紀錄。健身對我很有益，也改變了我的人生。我變得更強壯且有自信。當然，不是每個人都得從 13 歲開始練習。年齡在其次，重要的是確實去做！我經常會聽到一些上了年紀的人說：「我也很想這麼做，可惜我太老了！」我總是回答：「訓練永遠不嫌晚！」為顧及某些限制，我會根據身體狀況對個別練習做調整。不過到最後，問題將不再是何時開始做體能訓練，而是何時停止。最好永無止境！今天就請仔細閱讀下一頁的文章。

額外功課

鼓勵某個還沒開始做體能訓練的人參加這場 90 天挑戰！或是說服某位還一直迷信槓鈴卻沒什麼進展的朋友，告訴他徒手重量訓練的目的與意義。

我的秘訣

單手引體向上固然很有炫耀效果，不過根據我的經驗，它相當困難。所以，當你的體能已經練得不錯，也想要秀一下，不妨從單手伏地挺身開始。這也很有看頭。先從腰部與手臂齊高的位置開始練起，之後再逐漸往下。

永遠愛健身

或許你已猜到，我現在要說的不是什麼壞消息。持久的健身與健康需要持之以恆的訓練。不久後，你就要從這套艱苦的高強度訓練計畫裡畢業。這 90 天改變了你的身體和想法，往後是否會延續這其中的東西，完全就得看你自己了！不過有一點可以確定：如果你想在一年、十年、甚或二十後身體依然保持良好狀態，那麼現在這段時間你也必須做點什麼。

你做的訓練和飲食是為了現在擁有美好外表，讓整體感覺更好。不過，你也以同樣方式投資未來。你創造了一些條件，讓人生晚年不易罹患糖尿病或椎間盤問題等文明病。你幫助自己的身體，讓它更靈活、更有活力。的確，這一切對你來說或許還很遙遠。然而你必然會變老，身體也會需要更多關照。因此我強烈建議，持之以恆地健身。

現在就思考自己的長期目標很有意義。「長期」指的是餘生。從現在起，不要只想著體重計上的數字，多想想當你七老八十的時候還能和孩子或孫子在外頭玩耍，甚至一起做運動，或者還能多玩幾年自己喜歡的運動類型，因為你的身體結實又強健，又或者，你鍛鍊過的身體可以抵抗那些惱人的疾病，那會多麼令人欣慰啊！對此，徒手重量訓練是個很好的選擇。為了你的餘生，何不把一些基本練習（像是深蹲、伏地挺身的動作）當成自己的目標和準則？

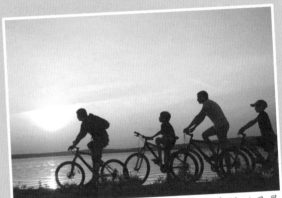

積極的生活態度，為你和家人的健康提供了最佳保護！

當然，一個長期規劃要以健康飲食為前提。如果幾個星期才喝一罐啤酒，或偶爾才吃點速食，自然無傷大雅。不過，你的目標應該是在飲食上大部分都能做出正確選擇。如此一來，血液循環方能保持活力。經嚴格訓練的人會注重飲食，妥善飲食可以為訓練供給充足能量。這方面不妨採取二八法則為標準：五餐之中有四餐（80%）符合要求，其餘部分（20%）不至造成多大的破壞。同樣道理也適用於水分補充。如果持之以恆每天喝兩到三公升的水，你就已經邁出了一大步。偶爾喝點可樂也不至於讓體重暴增。

如果你尚未想過挑戰結束後要做什麼，不妨繼續訓練下去。為了你自己，也為了家人和朋友。為了現在，也為了將來。我會再告訴你，在往後幾個月裡能做些什麼。

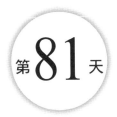

第**81**天

倒數開始。我陪伴你訓練的時間只剩十天了,真捨不得!不過,我們沒時間感傷。今天又輪到「燃燒器」登場,這是最後一次了。讓我看看你如何刷新紀錄吧!

今日訓練:燃燒器

暖身運動(第 138 頁)

第 1 級:16 分鐘

1. 殭屍深蹲(第 164 頁) 15 下
2. 觀星式(第 155 頁) 10 下(每邊 5 下)
3. 雙手高舉弓箭步(第 167 頁) 10 下(每邊 5 下)
4. 蠍子高踢(第 143 頁) 10 下(每邊 5 下)

第 2 級:20 分鐘

1. 囚犯深蹲(第 165 頁) 15 下
2. 觀星式加伏地挺身一下(第 156 頁) 10 下(每邊 5 下)
3. 側半邊弓箭步(第 168 頁) 10 下(每邊 5 下)
4. 蠍子側踢(第 144 頁) 10 下(每邊 5 下)

第 3 級:24 分鐘

1. 囚犯深蹲跳起(第 166 頁) 15 下
2. 觀星式加彈起伏地挺身一下(第 157 頁) 10 下(每邊 5 下)
3. 雙邊觸地弓箭步(第 169 頁) 10 下(每邊 5 下)
4. 蠍子側踢觸地(第 145 頁) 10 下(每邊 5 下)

請在指定時間內盡可能完成多輪練習。訓練結束後,請記錄下完成整輪練習的次數。請注意,動作務必確實!

緩和運動(第 170 頁)

我的秘訣

做深蹲動作時,請準確控制好足與腿的位置。雙足應朝向正前方,雙膝切勿向內傾!

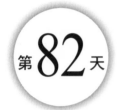

第**82**天

說出來你可能不相信，距離最後一次兩日連休只剩這回訓練了。相信你對我已經有足夠認識，很清楚「把每回訓練都視為人生的最後一回！」是什麼意思。

今日訓練：小丑

暖身運動（第 138 頁）

第 1 級：5 輪

1. 後弓箭步（第 161 頁）　20 下（每邊 10 下）
2. 蠍子高踢（第 143 頁）　10 下（每邊 5 下）
3. 雙足前置讓我進去（第 151 頁）　10 下
4. 抬臀（第 147 頁）　10 下（每邊 5 下）

第 2 級：6 輪

1. 側弓箭步（第 162 頁）　20 下（每邊 10 下）
2. 蠍子側踢（第 144 頁）　10 下（每邊 5 下）
3. 雙腿彎曲讓我起來（第 152 頁）　10 下
4. 抬臀加伏地挺身一下（第 150 頁）　10 下（每邊 5 下）

第 3 級：7 輪

1. 鐵人麥克（第 163 頁）　20 下（每邊 10 下）
2. 蠍子側踢觸地（第 145 頁）　10 下（每邊 5 下）
3. 雙腿抬高讓我起來（第 152 頁）　10 下
4. 抬臀加伏地挺身兩下（第 150 頁）　10 下（每邊 5 下）

　　請依序練習，並完成指定的輪數。你隨時可以休息，但休息時間切勿過多。在訓練結束後，請記錄下自己所需的時間。

緩和運動（第 170 頁）

我的祕訣

　　如果你現在做的訓練是第 3 級，特別注意一下動作的細微處。例如在「蠍子踢」的練習中，你的腿的移動是否都做到位，或者在「鐵人麥克」的練習中，臀部是否總是往後移。

 **第83天**

你當然不會因為挑戰逐漸進入尾聲就免除了義務。換言之,今天還是要好好地吃五餐,多吃蔬菜、攝取足夠的水分。你的身體會在休息日裡感謝你!

今日功課:考慮自己的新健身目標

我已經解釋過,為何該讓體能訓練伴隨一生。現在讓我們具體地想一想接下來的三個月:短期之內,你可以達成什麼?今天就請為往後擬訂目標。有個最簡單的方法:把每套訓練依序再做三輪,過程中不斷刷新自己的紀錄。或者,如果你成功通過結業的評量訓練,不妨將所有練習提升一級,藉此來締造新的最佳成績。當然也可以參考其他本徒手重量訓練的書,繼續自我鍛鍊。規定自己每週訓練三回,不過可以來點新的訓練。你一定有很想做的練習吧?例如單手伏地挺身,或單腿深蹲。無論如何請設定適合自己能力的目標!透過這種方式,你的身體(無論是外觀還是功能)將會不斷地改進。

額外功課

開始將個別練習融入工作時間!你是否經常久坐?如果是的話,不妨每個小時休息幾分鐘,做一回合訓練。最好挑選自己不喜歡的練習,在這些不熟練的練習上,你會獲得最大的進步。

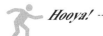 *Hooya!*

每個人與每種身體類型都不一樣。有些人天生體脂肪比較低,不需要為了六塊肌大費周章,有些人就算訓練得再辛苦,還是很難減少脂肪;有些人輕輕鬆鬆就能長出不少肌肉,有些人則必須為此一整個月大吃大喝。每個人身體喜歡儲存脂肪的部位也由遺傳決定。不要因為身上某些部位在你眼中不夠完美而煩惱,因為不管訓練多久,這種不滿意永遠會有!

第**84**天 請為最後四回的訓練做好準備。如果你清楚自己想在最後一週達成什麼，就把握今天的時間好好休息。

今日功課：遠離網路！

在最後一個復原日裡，請八個小時不要使用任何數位通訊工具，也不要去看任何螢幕。利用這段時間做點有建設性的事，譬如規劃下一回的旅遊或假期，讀一本新書，如果有在玩樂器就演奏幾曲。我從自己的經驗中知道，規律地休養生息多麼重要，尤其在這個必須隨時待命的時代，隨時隨地有 e-mail，上級長官的命令也無所不在。請你安安心心偷閒幾小時，讓腦袋享受一下寧靜的滋味。我建議你，日後不妨維持這樣的習慣。我向你保證，就算暫時遠離社群網路也不會錯過什麼。相反的，正是由於手裡握著手機，我們才體會不到人生當中最美的事物！

行動力訓練

行動力訓練是由暖身運動（第 138 頁）與緩和運動（第 170 頁）組成。請注意，練習時動作要緩慢而確實！不必太過用力，不過要保持專心，放鬆心情。

1. 四足跪地轉腿　10 下（每條腿 5 下）
2. 側臥旋肩　10 下（每邊 5 下）
3. 四足跪地轉下犬式　10 下
4. 手臂高舉單膝跪地　10 下（每邊 5 下）
5. Z 字拉伸　每個姿勢與每邊維持 20 秒
6. 坐姿分腿側拉　每個姿勢與每邊維持 15 秒
7. 蠍子拉伸　每個姿勢與每邊維持 20 秒

我的秘訣

如果我願意，也可以每天從早到晚不停地工作。可是我不想這麼做。這代表著，星期天我不工作。如果朋友或同事這時候來找你，請學著說不。當身體需要休息時，傾聽自己，尊重一下你的身體！

第**85**天

這是個很重要的日子，如果你還未升到第3級的話，今天還有最後一次升級的機會。現在我已為你感到驕傲，但如果你能再度翻越紀錄的高牆，我會覺得更酷。

今日訓練：評量

暖身運動（第 138 頁）

第 1 級：每項練習 4 個回合

1. 肘撐搖擺（第 141 頁）　目標：每回合 25 下
2. 雙足前置讓我進去（第 151 頁）　目標：每回合 12 下
3. 後弓箭步（第 161 頁）　目標：每回合 12 下（每邊 6 下）
4. 窄式三點伏地挺身（第 146 頁）　目標：每回合 12 下（每邊 6 下）

第 2 級：每項練習 5 個回合

1. 手臂向前肘撐搖擺（第 142 頁）　目標：每回合 12 下（每邊 6 下）
2. 雙腿彎曲讓我起來（第 152 頁）　目標：每回合 10 下
3. 側弓箭步（第 162 頁）　目標：每回合 12 下（每邊 6 下）
4. 肩寬式三點伏地挺身（第 147 頁）　目標：每回合 12 下（每邊 6 下）

第 3 級：每項練習 6 個回合

1. 手臂向側伸肘撐搖擺（第 142 頁）
2. 雙腿抬高讓我起來（第 152 頁）
3. 鐵人麥克（第 163 頁）
4. 寬式三點伏地挺身（第 148 頁）

　　請根據自己的等級依次完成每項練習 4、5 或 6 個回合，在練習過程中，每訓練 30 秒就休息 30 秒。請計算確實完成的次數，並在每回合完成後記下。如果每個回合都能達到規定的目標次數，可在接下來的訓練裡晉升一級；除非你已躍上了第 3 級。

緩和運動（第 170 頁）

我的祕訣

　　即使無法在這場挑戰期間裡提升等級，也不代表你訓練得很糟。相反的，只要在每回訓練中都全力以赴，你就成功了！

第**86**天

不管你昨天是否順利升級，你達成的一切都有特殊意義。無論如何不要懈怠，在最後三回的訓練裡繼續卯足全勁！

今日訓練：作品

暖身運動（第 138 頁）

第 1 級：4 輪

1. 蠍子高踢（第 143 頁）
2. 殭屍深蹲（第 164 頁）
3. 窄式三點伏地挺身（第 146 頁）
4. 跳傘式（第 153 頁）

第 2 級：5 輪

1. 蠍子側踢（第 144 頁）
2. 囚犯深蹲（第 165 頁）
3. 肩寬式三點伏地挺身（第 147 頁）
4. 雙臂 T 字跳傘式（第 153 頁）

第 3 級：6 輪

1. 蠍子側踢觸地（第 145 頁）
2. 囚犯深蹲跳起（第 166 頁）
3. 寬式三點伏地挺身（第 148 頁）
4. 雙臂 Y 字跳傘式（第 154 頁）

　　每項練習先做 45 秒（做單邊練習時，某一邊做完一下後換邊繼續），接著休息 15 秒，然後改做下一項練習。請根據自己的等級做 4、5 或 6 輪練習。保持速度穩定，在訓練的 45 秒裡不要中斷。練習完成後，請記錄下在最後一輪中，每項練習各重複了幾次。

緩和運動（第 170 頁）

我的秘訣

請注意，在做伏地挺身時，雙腿須確實維持最佳姿勢，尤其足尖要筆直朝下！

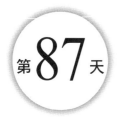
第**87**天

今天要來做第一次大回顧。我知道，我要求你改變許多習慣。這麼做是因為你的訓練成功對我很重要！如今你對飲食與睡眠的看法肯定有所改變。

今日功課：第一次結訓評量

希望你還能找到這場挑戰開始前做的體檢紀錄。如果你已經認不出過去的自己，我也不覺得奇怪。我們晚點會再聊聊你身材與身體的變化。現在先來看看，你的日常生活和生活方式究竟有了什麼改變。請回答以下問題：

● 總體來說，你的活力在過去三個月裡有多大改變？是否覺得自己在平日更有耐力？更能吃苦耐勞？態度是否變得更積極、更樂觀？

● 為了讓身心安寧，你是否睡得更好、更久，並且總是一再刻意地做復原休息？

● 你對食物的需求是否徹底改變？你的身體是否自動渴望每一餐裡都有蛋白質和蔬菜？

● 在面對他人時，你的行為舉止如何？是否變得更有自信、更坦率？

● 你是否察覺到自己在精神力方面的變化？是否更容易判定事情的輕重緩急，更容易下決定？在逆境中，你是否更有毅力、更有紀律？

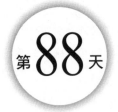

第**88**天

想想看，這是倒數第二回的訓練了！好好和陪伴你83天的「騷動」說聲再見。表現像個高貴的運動員，全力以赴地挑戰極限！

今日訓練：騷動

暖身運動（第 138 頁）

第 1 級：16 分鐘

1. 後弓箭步（第 161 頁）　8 下（每邊 4 下）
2. 窄式三點伏地挺身（第 146 頁）　6 下（每邊 3 下）
3. 羅馬尼亞式單腳硬舉（第 158 頁）　8 下（每邊 4 下）
4. 雙足前置讓我進去（第 151 頁）　6 下

第 2 級：20 分鐘

1. 側弓箭步（第 162 頁）　6 下（每邊 3 下）
2. 肩寬式三點伏地挺身（第 147 頁）　6 下（每邊 3 下）
3. 雙臂 T 字羅馬尼亞式單腳硬舉（第 159 頁）　8 下（每邊 4 下）
4. 雙腿彎曲讓我起來（第 152 頁）　6 下

第 3 級：24 分鐘

1. 鐵人麥克（第 163 頁）　6 下（每邊 3 下）
2. 寬式三點伏地挺身（第 148 頁）　6 下（每邊 3 下）
3. 羅馬尼亞式單腳硬舉旋轉（第 160 頁）　8 下（每邊 4 下）
4. 雙腿抬高讓我起來（第 152 頁）　6 下

　　請做適合自己等級的練習。依照先後順序，在完成指定的次數後，換做下一項練習。在指定時間內盡可能完成多輪練習。你隨時可以休息，不過練習時盡可能不要中斷，休息的時間也切勿過長。訓練結束後，請記錄下完成整輪練習的次數。

緩和運動（第 170 頁）

我的秘訣

今天再全心全意專注於動作流程不是很熟悉的練習，並盡可能正確地完成它們！

狂賀！這是90天挑戰的最後一回訓練！想必今天不用再特別鼓勵你，要把這回當成最後一次的訓練，你肯定能自動自發。來場真正的告別秀吧！

今日訓練：暴君

暖身運動（第 138 頁）

第 1 級：5 輪

1. 抬臀（第 149 頁）　14 下（每邊 7 下）
2. 殭屍深蹲（第 164 頁）　20 下
3. 肘撐搖擺（第 141 頁）　40 下
4. 羅馬尼亞式單腳硬舉（第 158 頁）　14 下（每邊 7 下）

第 2 級：6 輪

1. 抬臀加伏地挺身一下（第 150 頁）　10 下（每邊 5 下，10 個伏地挺身）
2. 囚犯深蹲（第 165 頁）　16 下
3. 手臂向前伸肘撐搖擺（第 142 頁）　16 下（每邊 8 下）
4. 雙臂 T 字羅馬尼亞式單腳硬舉（第 159 頁）　16 下（每邊 8 下）

第 3 級：7 輪

1. 抬臀加伏地挺身兩下（第 150 頁）　8 下（每邊 4 下，16 個伏地挺身）
2. 囚犯深蹲跳起（第 166 頁）　14 下
3. 手臂向側伸肘撐搖擺（第 142 頁）　14 下（每邊 7 下）
4. 羅馬尼亞式單腳硬舉旋轉（第 160 頁）　14 下（每邊 7 下）

　　請以順暢、穩定的速度做適合自己等級的訓練。動作務必確實。訓練結束後，請記錄下自己所需的時間。

緩和運動（第 170 頁）

我的祕訣

　　享受這一刻吧！這是你在這 90 天挑戰裡最後一回訓練！

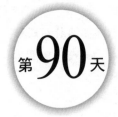

了不起！你真的辦到了！你花了90天通過當今最嚴格、最全面的健身計畫。在過程中肯定學習和體驗到不少東西。相信我，我真的非常以你為榮。你完成的事可不是每個人都能辦到。你擁有堅定的意志力，恭喜！

今日功課：第二次結訓評量

今天再站到鏡子前，用相機或智慧型手機拍張照片。重點是，照明要比照你在挑戰前拍攝照片的同樣條件。緊接著是重要時刻，我們要來比較你在挑戰前和挑戰後的照片。如果你遵循挑戰中的指示，必然會見到顯著差異。請回答以下問題：

● 你在挑戰後測得的身材有多大改善？腰圍小了多少？你的對照褲是否變得很寬？

● 你現在是否站得更挺，舉手投足也更穩、更有信心？

● 你是否察覺到現在能夠更妥善且更有效率地控制自己的肌肉，並且將這樣的能力運用在處理日常生活事情上？

● 身為一個積極、熱愛運動的人，是否覺得運動已在你人生當中變得無可取代？

● 是否還想要更多訓練？（你可以！）

● 歷經 90 天挑戰後，腰痠背痛的毛病是否已經減緩或消失？

練習與飲食

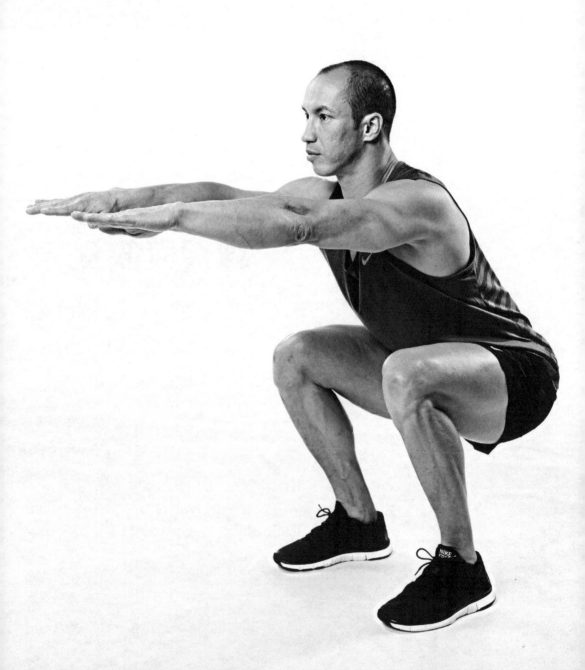

健身練習

接下來我將教導你如何做 90 天挑戰的練習，以及哪些肌肉會做重點訓練。你已經知道，我們的訓練中沒有針對個別肌肉的練習，而是在每種練習裡都必須運用整個身體。不必擔心某些部位會被忽略。在這場挑戰裡，每種練習的難度都有三個等級。在做訓練之前，請務必仔細閱讀練習說明，牢記動作的順序，有不清楚的地方要反覆查閱。

暖身運動

　　做肌力訓練前應先暖身的觀念已日漸普及。只不過許多人依舊是以跑步幾分鐘來充當暖身運動，事實上這麼做根本達不到暖身目的，因為這只能讓心跳達到適合訓練的程度。暖身運動更重要的目的在於活絡訓練時必須用到的肌肉和關節；一方面可以避免運動傷害，另一方面可以幫助我們把訓練的動作做確實。在此我們完全捨棄跑步，用腳趾到脖子全方位運動來活絡身體，為挑戰預定的訓練做好準備。切記：沒有暖身運動就沒有訓練！

四足跪地轉腿

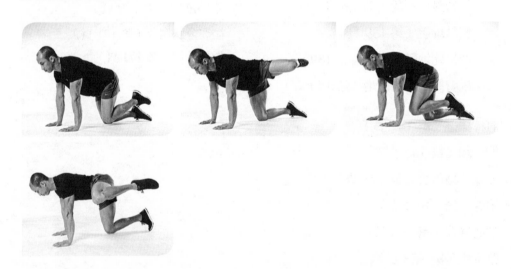

　　雙腿跪下，雙手支撐身體（四肢著地）。接著抬起左腿（左膝保持在彎曲 90 度），以髖部為軸，盡可能大範圍地向前和向後旋轉左腿十圈。左邊完成後，接著換右邊練習。

側臥旋肩

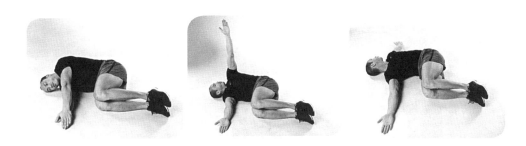

　　身體右邊側臥，雙腿併攏呈 90 度彎曲置於身體前方，雙臂併攏向前伸展，右臂在下左臂在上。接著收縮腹肌，左臂以畫大半圓的方式向身體後方伸展，然後再以同樣方式從反方向拉回左臂。請注意，在做動作時，躺臥的手臂及肩胛骨必須盡可能貼住地面。請先側躺右邊做五回，接著換成側躺左邊做五回。

四足跪地轉下犬式

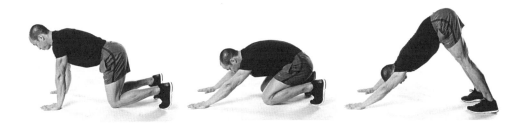

　　四肢著地（兩條大腿與地面垂直，雙足分開，眼睛直視地面），然後將臀部向後移至腳踝上方（此時你的背部會整個弓起）。接著將臀部抬起，直到雙腿完全伸直（此時將胸部盡量往雙足靠）。這個姿勢在瑜珈裡稱為「下犬式」。盡可能伸展雙腿並放鬆腳踝。你應該會感覺到雙腿後側伸長的感覺。最後再次將臀部降至腳踝上方。同樣的動作重複十回。請注意，做動作時一直要有伸長的感覺。

手臂高舉單膝跪地

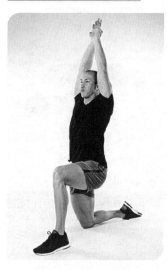 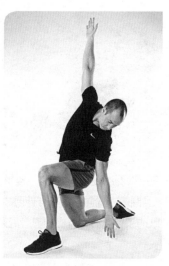

　　挺直站好，彷彿即將跳水般把雙臂伸直高舉過頭，然後左腿向前跨弓步。此時左膝在左腳踝的正上方，右膝貼在地面，右足腳趾朝往身體的反方向。維持這樣的姿勢，雙臂盡可能向上伸展。此時右腳踝壓向地面，繃緊右臀的肌肉。接著放下左手去觸摸地面，右手繼續朝上伸。你應當察覺身體右半邊有拉長的感覺。保持這樣的姿勢五秒。最後回復起始姿勢，並且放鬆一秒。同樣的動作重複五回，然後換邊重複五回。

肘撐搖擺

　　肘撐搖擺幾乎會動用到身體的每一塊肌肉，特別是核心肌群、背闊肌和肩膀。這組動作能讓身體有適度張力。動作的關鍵在於，練習中要維持姿勢不轉動。以下三種動作都要盡可能讓身體保持從頭到腳跟呈一直線，臀部保持與肩同高。收縮腹肌，肚臍往脊椎方向收縮。

第 1 級
肘稱搖擺

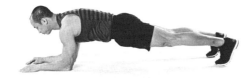 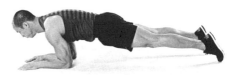

　　做肘撐姿勢（手肘置於肩膀正下方，兩條前臂與雙手平行貼在地面，間隔與肩同寬）。然後繃緊身體，將肚臍往內縮。接著以這樣的姿勢讓身體盡可能向後推（移動中勿抬起臀部），隨後腳趾施力將身體向前推，回到起始姿勢（過程中務必讓身體保持穩定，從頭到腳跟始終維持一直線）。在整個練習中，兩條前臂要緊緊抵住地面，腹肌必須持續緊繃。

第2級

手臂向前伸肘撐搖擺

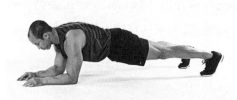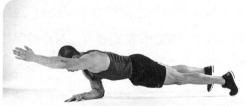

做肘撐姿勢（手肘置於肩膀正下方，兩條前臂與雙手平行貼在地面，間隔與肩同寬）。然後繃緊身體，肚臍往內縮。接著以這樣的姿勢讓身體盡可能向後推（移動中勿抬起臀部）。將身體向前推移時，以右前臂支撐身體的重量，將左臂盡可能地向前伸展。然後回復肘撐姿勢，接著再以相同動作讓身體往後推，在身體向前推移時，改伸另一條手臂。整個過程中，務必保持從頭到腳跟一直線，盡可能穩定。

第3級

手臂向側伸肘撐搖擺

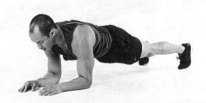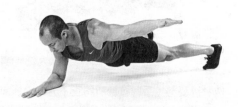

做肘撐姿勢（手肘置於肩膀正下方，兩條前臂與雙手平行貼在地面，間隔與肩同寬）。然後繃緊身體，肚臍往內縮。接著以這樣的姿勢用右前臂支撐身體的重量，將左臂盡可能往左側伸。然後回復起始姿勢，換另一邊做同樣的練習。當伸出的手臂離你的重心越遠，練習難度越高。整個過程中，務必保持從頭到腳跟一直線，盡可能穩定。

蠍子踢

這項練習有助於增強上半身、軀幹及臀部的力量與柔軟度。第 2 級與第 3 級中的轉腿必須運用核心肌群，格外強化軀幹。

第 1 級
蠍子高踢

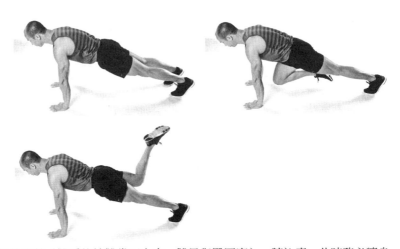

做伏地挺身的起始姿勢（雙肩位於雙掌正上方，雙足與臀同寬）。請注意，此時務必讓身體從頭到腳跟呈一直線。然後將右膝往胸部方向彎曲。接著，右膝維持彎曲，右腿盡可能高舉（右小腿筆直向上，右足和右腳趾拉長）。最後放下右腿，回復伏地挺身的姿勢，換左腿從反方向重複同樣動作。

第 2 級
蠍子側踢

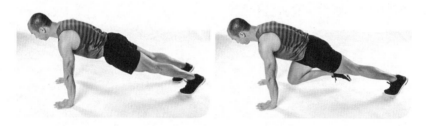

做伏地挺身的起始姿勢（雙肩位於雙掌正上方，雙足與臀同寬）。請注意，此時務必讓身體從頭到腳跟呈一直線。然後將右膝往胸部方向彎曲。

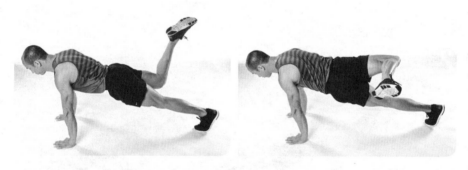

接著，右膝維持彎曲，右腿盡可能高舉（右小腿筆直向上）。然後旋轉髖部，右足擺過左腿上方（右足盡可能往左；不過要注意，切勿轉動上半身，左腳掌應保持直立）。最後回復伏地挺身的姿勢，換左腿從反方向重複同樣動作。

第 3 級
蠍子側踢觸地

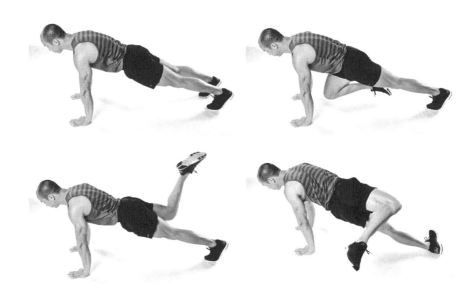

　　做伏地挺身的起始姿勢（雙肩位於雙掌正上方，雙足與臀同寬）。請注意，此時務必讓身體從頭到腳跟呈一直線。然後右膝往胸部方向彎曲。接下來，右膝維持彎曲，右腿盡可能高舉（右小腿筆直向上）。然後旋轉髖部，右足擺過左腿上方，髖部繼續旋轉，右足盡可能往地板方向移動，直到直立的左腳掌翻轉成外側觸地。請注意，上半身切勿轉動。最後回復伏地挺身的姿勢，換左腿從反方向重複同樣動作。

三點伏地挺身

　　這項練習有助於增強胸部、肩膀、三頭肌與核心肌群的力量。當我們運動雙臂或雙腿時,核心肌群能穩定身體,這是它最重要的功能之一。在做伏地挺身時將一條腿抬起,會讓身體不平衡,迫使核心肌群加強穩定,調節失衡狀態。

第 1 級
窄式三點伏地挺身

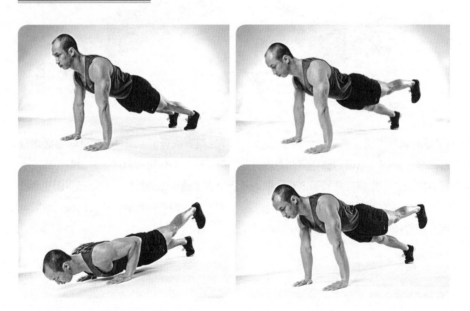

　　做伏地挺身的起始姿勢(雙肩位於雙掌正上方,雙足與臀同寬),肚臍往脊椎方向收縮,繃緊腹肌。然後左足抬離地面約五公分高,腳趾指向地面(切勿移動臀部)。請注意,過程中務必讓身體保持從頭到腳跟呈一直線。接著彎曲手肘,將胸部降至地面,再將身體撐回原本高度。動作完成後換另一邊做同樣練習。

第 2 級
肩寬式三點伏地挺身

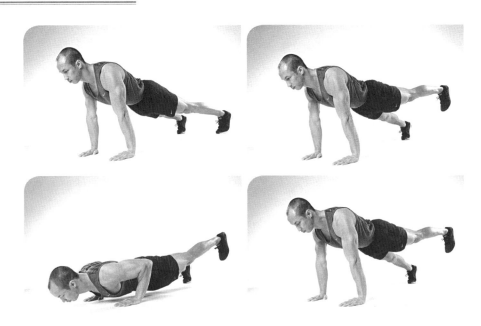

　　做伏地挺身的起始姿勢（雙肩位於雙掌正上方，但是雙足與肩同寬），肚臍往脊椎方向收縮，繃緊腹肌。然後左足抬離地面約五公分高，腳趾指向地面（切勿移動臀部）。請注意，過程中務必讓身體保持從頭到腳跟呈一直線。接著彎曲手肘，將胸部降至地面，再將身體撐回原本高度。動作完成後換另一邊做同樣練習。

第 3 級

寬式三點伏地挺身

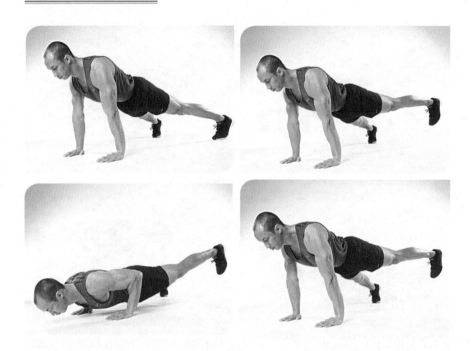

　　做伏地挺身的起始姿勢（雙肩位於雙掌正上方，但是雙足間隔比肩更寬），肚臍往脊椎方向收縮，繃緊腹肌。然後左足抬離地面約五公分高，腳趾指向地面（切勿移動臀部）。請注意，過程中務必讓身體保持從頭到腳跟呈一直線。接著彎曲手肘，將胸部降至地面，再將身體撐回原本高度。動作完成後換另一邊做同樣練習。

抬臀

抬臀有助於改善核心肌群區域的側邊穩定性,強化手臂、肩膀與胸肌。

第 1 級
抬臀

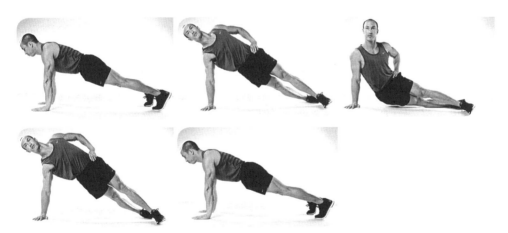

　　做伏地挺身的起始姿勢(雙肩位於雙掌正上方,雙足與肩同寬)。接著用右手支撐身體,旋轉雙足讓身體往右側向上翻揚,左手置於左側髖部(上腿在前、下腿在後)。接著臀部向前推(務必讓身體從頭到腳跟呈一直線,上半身切勿下垂),收縮肚臍、繃緊腹肌,讓姿勢維持穩定。接著右臀緩緩下降,直到輕觸地面(右臂始終撐直著),然後緩緩抬起,再將左手放回地上,回復伏地挺身的姿勢。動作完成後換另一邊做同樣練習。

第 2 級

抬臀加伏地挺身一下

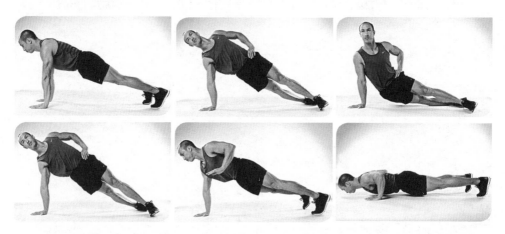

　　做伏地挺身的起始姿勢（雙肩位於雙掌正上方，雙足與肩同寬）。接著用右手支撐身體，旋轉雙足將身體往右側向上翻揚，左手置於左側髖部（上腿在前、下腿在後）。接著臀部向前推（務必讓身體從頭到腳跟呈一直線，上半身切勿下垂），收縮肚臍、繃緊腹肌，讓姿勢維持穩定。接著右臂緩緩下降，直到輕觸地面（右臂始終撐直著），然後緩緩抬起，再將左手放回地上，回復成伏地挺身的姿勢。接著彎曲手肘，將胸部降至地面，再將身體撐回原本高度，流暢地完成一下伏地挺身。動作完成後換另一邊做同樣的練習。

第 3 級

抬臀加伏地挺身兩下

　　做伏地挺身的起始姿勢（雙肩位於雙掌正上方，雙足與肩同寬）。接著用右手支撐身體，旋轉雙足將身體往右側向上翻揚，左手置於左側髖部（上腿在前、下腿在後）。接著臀部向前推（務必讓身體從頭到腳跟呈一直線，上半身切勿下垂），收縮肚臍、繃緊腹肌，讓姿勢維持穩定。接著右臂緩緩下降，直到輕觸地面（右臂始終撐直著），然後緩緩抬起，再將左手放回地上，回復成伏地挺身的姿勢。接著彎曲手肘，將胸部降至地面，再將身體撐回原本高度，流暢地完成兩下伏地挺身。動作完成後換另一邊做同樣的練習。

拉的練習

　　這些練習有助於形塑背部及頸部肌肉，特別是闊背肌、三角肌與斜方肌，還有二頭肌和前臂。平日高舉東西時都會運用到這些肌肉，它們還會穩定你的脊椎、肩胛骨，連帶也穩定肩膀。

第 1 級
雙足前置讓我進去

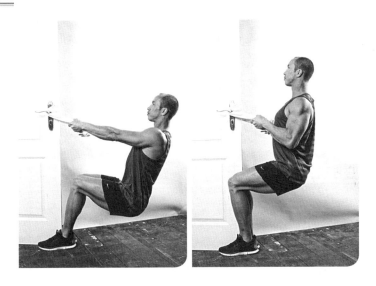

　　用一條毛巾纏繞住一扇穩固的門的把手，雙手牢牢抓緊毛巾兩頭。接著將雙足置於離雙手約 30 公分前的地面上，並夾緊門板（務必讓雙足站穩）。接著保持雙臂伸直，雙膝彎曲成 90度（練習過程中都保持這樣的彎曲角度），盡可能讓臀部往地面下降。然後運用背肌力量將上半身往雙手方向拉，直到肩胛骨靠緊為止（繃緊腹肌，保持上半身直挺）。最後請再度雙臂伸直，回復成起始姿勢。提醒你，雙足放在越前面，練習便越困難；反之，放在越後面，練習會越容易。

第2級

雙腿彎曲讓我起來

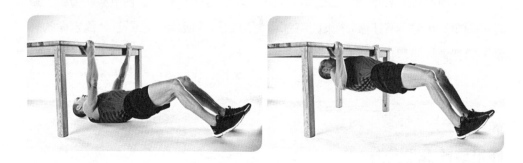

　　躺在一張穩固且高度及腰的桌子下方，雙手反握桌邊，大約與肩同寬。雙腿彎曲，雙足踩住地面。接著將上半身往雙手方向拉，直到肩胛骨緊靠為止（務必讓身體保持從頭到膝蓋呈一直線），然後降下上半身。如果桌子太小，或是你的體型太大，不妨放寬反握桌邊雙手的間距，讓背部不會碰到地面。雙腿的彎曲越小，練習會越困難。

第3級

雙腿抬高讓我起來

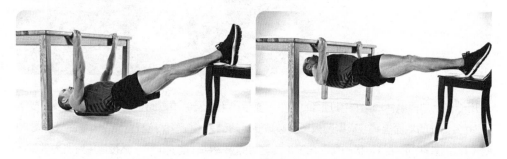

　　躺在一張穩固且高度及腰的桌子下方，雙手反握桌邊，大約與肩同寬。將雙腳放在一張椅子上。接著將上半身往雙手方向拉，直到肩胛骨緊靠為止（務必讓身體保持從頭到腳跟呈一直線），然後降下上半身。如果桌子太小，或是你的體型太大，不妨放寬反握桌邊雙手的間距，讓背部不會碰到地面。

跳傘式

　　這項練習有助於鍛鍊整個背部肌肉。不僅可以防止駝背，還可防止肩膀向前傾。在辦公桌前久坐經常會引發這兩種問題。

第 1 級
跳傘式

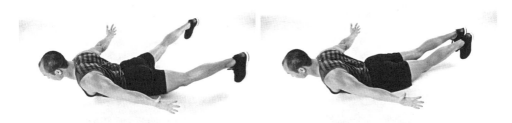

　　趴在地上，雙腿張開超過肩寬，雙足豎立，雙臂伸直放在身體兩側，雙掌伏貼在髖部旁的地面。接著繃緊身體，盡可能將上半身連同雙臂和雙腿抬高，同時將大拇指翻向天花板，肩胛骨相互緊靠。上半身和四肢懸空時，將雙腿併攏後再分開（務必讓雙腿保持懸空）。接下來只要重複雙腿併攏與分開的動作。

第 2 級
雙臂 T 字跳傘式

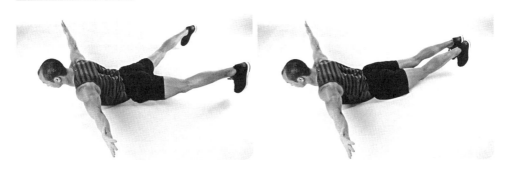

趴在地上，雙腿張開超過肩寬，雙足豎立，雙臂伸向兩側與上半身形成 T 字形，雙掌伏貼於地面。接著繃緊身體，盡可能將上半身連同雙臂和雙腿抬高，同時將大拇指翻向天花板，肩胛骨相互緊靠。上半身和四肢懸空時，將雙腿併攏後再分開（務必讓雙腿保持懸空）。接下來只要重複雙腿併攏與分開的動作。

第 3 級

雙臂 Y 字跳傘式

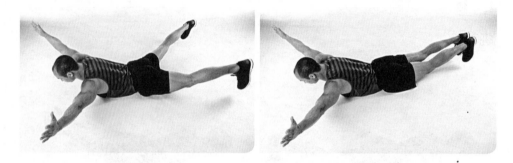

趴在地上，雙腿張開超過肩寬，雙足豎立，雙臂伸向前方與上半身形成 Y 字形，雙掌伏貼於地面。接著繃緊身體，盡可能將上半身連同雙臂和雙腿抬高，同時將大拇指翻向天花板，肩胛骨相互緊靠。上半身和四肢懸空時，將雙腿併攏後再分開（務必讓雙腿保持懸空）。接下來只要重複雙腿併攏與分開的動作。

觀星式

觀星式有助你學習在肩膀保持不動的情況下旋轉腰部。許多日常生活情況或運動項目裡都會用到這樣的動作（例如打擊或揮拍等）。它還能強化整個核心肌群。

第 1 級
觀星式

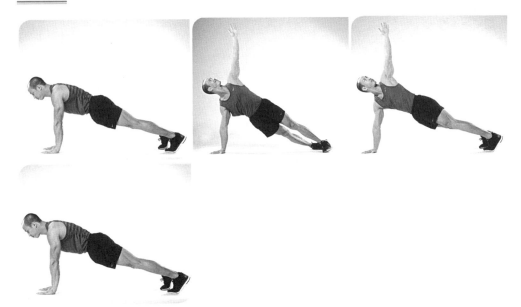

做伏地挺身的起始姿勢（雙肩位於雙掌正上方，雙足與臀同寬）。然後用右手支撐身體，左臂向上伸直（此時上腿在前、下腿在後），務必讓身體保持從頭到腳跟、從右掌到左掌分別都呈一直線。上半身輕輕抬起，臀部向前轉動（右掌始終位於右肩下方）。然後左臂保持向上伸，腰部轉回地板方向，同時旋轉腳姆趾掌丘。最後放下左臂，回復成伏地挺身的姿勢。動作完成後換另一邊做同樣的練習。

第 2 級
觀星式加伏地挺身

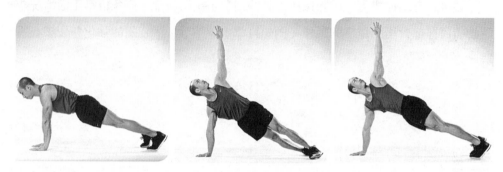

做伏地挺身的起始姿勢（雙肩位於雙掌正上方，雙足與臀同寬）。然後用右手支撐身體，左臂向上伸直（此時上腿在前、下腿在後），務必讓身體保持從頭到腳跟、從右掌到左掌分別都呈一直線。

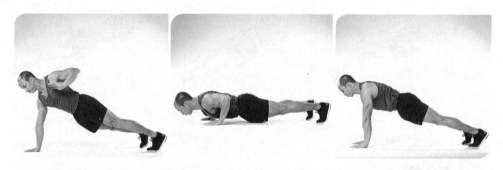

接著將上半身輕輕抬起，臀部向前轉動（右掌始終位於右肩下方）。然後左臂保持向上伸，腰部轉回地板的方向，同時旋轉腳姆趾掌丘。然後放下左臂，回復成伏地挺身的姿勢。此時順勢彎曲手肘，將胸部降下地面，再將身體撐起，流暢地完成一下伏地挺身。動作完成後換另一邊做同樣的練習。

第 3 級
觀星式加彈起伏地挺身

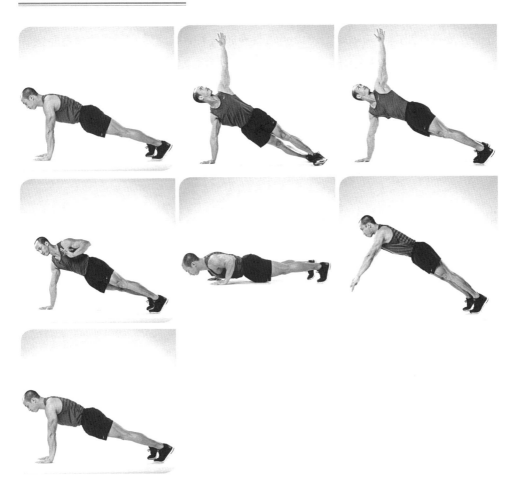

　　做伏地挺身的起始姿勢（雙肩位於雙掌正上方，雙足與臀同寬）。然後用右手支撐身體，左臂向上伸直（此時上腿在前、下腿在後），務必讓身體保持從頭到腳跟、從右掌到左掌分別都呈一直線。接著將上半身輕輕抬起，臀部向前轉動（右掌始終位於右肩下方）。然後左臂保持向上伸，腰部轉回地板的方向，同時旋轉腳姆趾掌丘。然後放下左臂，回復成伏地挺身的姿勢。此時流暢地做一下伏地挺身，彎曲手肘，將胸部降下地面，緊接著用力將自己從地面高高撐起，讓雙掌脫離地面，彷彿自己暫時在空中「飛翔」。當雙掌再度觸及地面，在胸部觸地前煞住身體。最後再將身體撐起，回復原本伏地挺身的姿勢。動作完成後換另一邊做同樣的練習。

羅馬尼亞式單腳硬舉

這個練習有助於形塑小腿、大腿後側、臀部和背部等部位肌肉，我們挺直站立時需要這些肌肉。這項練習可以明顯改善你的平衡與體態。剛開始練習時或許難以保持平衡，不過你很快就會進步。

第 1 級
羅馬尼亞式單腳硬舉

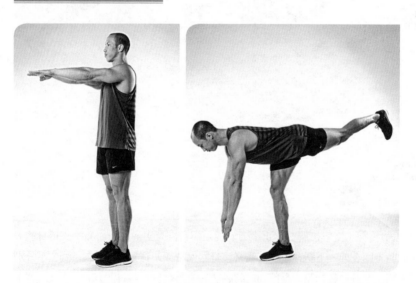

直立站好，雙臂向前伸直。接著左腿盡可能往後方抬高，上半身往前方下降，直到上半身和左腿與地面平行，身體從頭到左腳跟呈一直線。如果身體還不夠靈活，上半身和腿部無法與地面平行，只要站立那條腿的大腿後側有明顯的拉伸感覺，這時就可以回復站立姿勢。請注意，練習中腳趾與雙臂要維持同樣姿勢，髖部與肩膀保持穩定。動作完成後換另一邊做同樣的練習。

第 2 級
雙臂 T 字羅馬尼亞式單腳硬舉

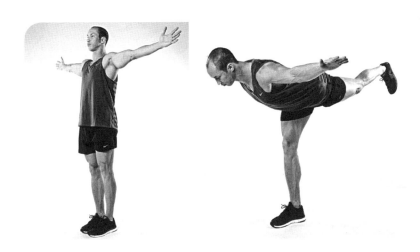

　　直立站好，雙臂伸向兩側與上半身形成 T 字形。接著左腿盡可能往後方抬高，上半身往前方下降，直到上半身和左腿與地面平行，身體從頭到左腳跟呈一直線。如果身體還不夠靈活，上半身和腿部無法與地面平行，只要站立那條腿的大腿後側有明顯的拉伸感覺，這時就可以回復站立姿勢。請注意，練習中腳趾與雙臂要維持同樣姿勢，髖部與肩膀保持穩定。動作完成後換另一邊做同樣的練習。

第 3 級
羅馬尼亞式單腳硬舉旋轉

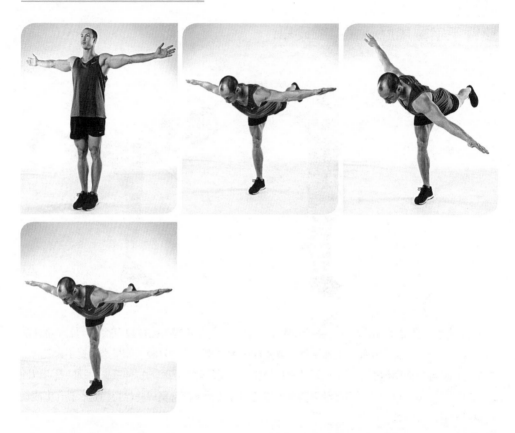

　　直立站好，雙臂伸向兩側與上半身形成 T 字形。接著左腿盡可能往後方抬高，上半身往前方下降，直到上半身和左腿與地面平行，身體從頭到左腳跟呈一直線。如果身體還不夠靈活，上半身和腿部無法與地面平行，只要站立那條腿的大腿後側有明顯的拉伸感覺即可。接著，雙臂和肩膀形成的 T 字向左旋轉，然後回復水平狀態（動作時切勿移動頭部和髖部）。請注意，練習中腳趾要維持同樣的姿勢，髖部與肩膀保持穩定。最後回復起始姿勢，然後換另一邊做同樣的練習：將右腿抬高，T 字向右旋轉。

弓箭步

　　弓步與弓箭步有助於強化整個下半身的肌肉，雙腿與髖部會在肌力影響下變得更穩。練習中上半身保持挺直，相較於前腿，髖部盡量往後，這對以下三種變化同樣重要。這個練習能強化臀部與大腿後側的肌肉，也可防止膝蓋骨滑動，降低膝蓋的負擔。請注意，在做第 3 級的練習前，務必確認自己已能正確掌握這項練習。

第 1 級
後弓箭步

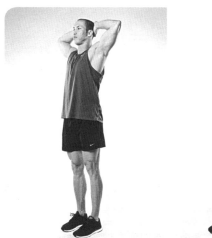
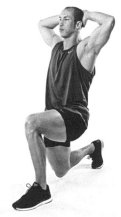

　　挺胸直立，雙足與髖同寬，腳趾朝向正前方。雙手置於後腦杓，手指輕輕交叉，兩個手肘分別朝向左右兩邊。然後右腿向後跨一個大弓箭步，用腳趾抵住地面。接著彎曲左膝，讓臀部下沉，直到右膝幾乎觸地為止（過程中上半身挺直，手肘向後拉伸，頭部勿被雙臂壓下；下半

身則讓前腿膝蓋在腳踝正上方。為達成這樣的姿勢，後跨的步伐必須夠大。如果發現前膝在腳趾前面，上半身維持挺直，將髖部往後移）。最後用左腳跟把身體頂起來，回復站立姿勢。動作完成後換另一邊做同樣的練習。

第 2 級
側弓箭步

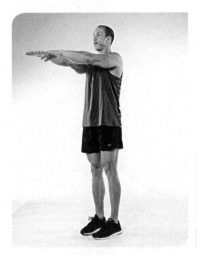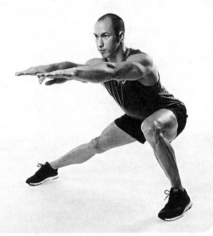

挺胸直立，雙足與髖同寬，雙臂向前伸直。左腿向左跨出一個大弓箭步，彎曲膝蓋，臀部向後移（腳趾朝正前方，而非朝側邊。臀部和上半身應盡量往下與往後）。最後用左腳把身體頂起來，回復站立姿勢。動作完成後換另一邊做同樣的練習。

第 3 級
鐵人麥克

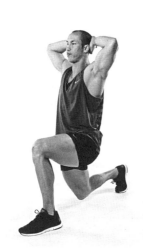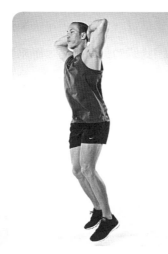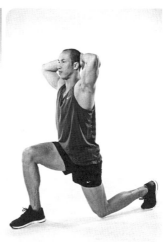

　　挺胸直立，雙足與髖同寬，腳趾朝向正前方。雙手置於後腦杓，手指輕輕交叉，兩個手肘分別朝向左右兩邊。然後右腿向後跨出一個大弓箭步，腳趾抵住地面，右膝下降至離地約兩公分高度（過程中上半身挺直，手肘向後拉伸，頭部勿被雙臂壓下；下半身則讓前腿膝蓋在腳踝正上方）。接著身體跳起來，雙腿姿勢互換，讓右腿在前，左腿在後（過程中上半身挺直，落下時右膝在右腳踝正上方）。正確完成這項練習有助於提升平衡、速度、協調性、肌耐力與肌力。練習中前足要放在離臀部夠遠的前方地面，前腳跟才能保持穩定。

深蹲

深蹲或屈膝是很棒的練習，不僅有助於形塑腿部和背部肌肉，更能強化肌耐力、柔軟度與協調性，這些都是日常生活中不可或缺的體能條件。正確的深蹲動作特別需要高度的柔軟度，因此切勿貪功求快，應求動作確實，以自己能蹲下的深度為限循序漸進。基本上，你的動作範圍會隨著規律訓練迅速擴展。相較於第1級的練習，第2級對腳跟與肩膀的柔軟度要求更高。第3級能增進深蹲技巧，更有助強化你對雙足不在地面上時的控制能力。

第1級
殭屍深蹲

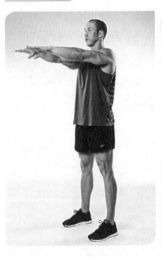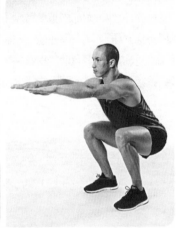

挺胸直立，雙足與髖同寬，雙臂向前伸直，腳趾朝向正前方。接著彎曲雙膝，臀部往後移。過程中上半身盡可能挺直，雙膝向外壓，莫讓雙膝靠攏。如果上半身會微微向前移動，切勿讓上半身彎曲。如果柔軟度夠，就盡可能往下蹲，直到臀部碰到小腿肚（過程中切勿讓脊椎彎曲）。在脊椎彎曲前，倒轉動作，利用腳跟及臀部肌肉的力量將自己向上撐起，直到恢復挺直站立。如有必要，在重複動作前先調整雙足和上半身的位置。

第2級
囚犯深蹲

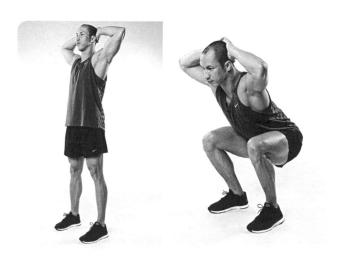

　　挺胸直立，雙足與髖同寬，腳趾朝向正前方。雙手置於後腦杓，手指輕輕交叉，兩個手肘分別朝向左右兩邊。然後彎曲雙膝，臀部往後移。過程中上半身盡可能挺直，雙膝向外壓，莫讓雙膝靠攏。如果上半身會微微向前移動，切勿讓上半身彎曲。此外要繃緊肩胛骨之間的肌肉，讓手肘與兩耳齊高。如果柔軟度夠，就盡可能往下蹲，直到臀部碰到小腿肚（過程中切勿讓脊椎彎曲）。在脊椎彎曲前，倒轉動作，利用腳跟及臀部肌肉的力量將自己向上撐起，直到恢復挺直站立。如有必要，在重複動作前先調整雙足和上半身的位置。

第 3 級
囚犯深蹲跳起

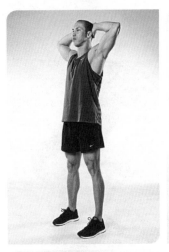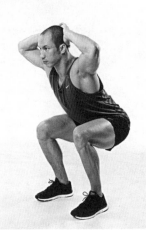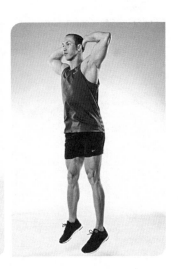

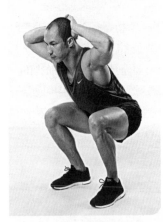

挺胸直立，雙足與髖同寬，腳趾朝向正前方。雙手置於後腦杓，手指輕輕交叉，兩個手肘分別朝向左右兩邊。然後彎曲雙膝，臀部往後移，過程中上半身盡可能挺直，雙膝向外壓，莫讓雙膝靠攏。如果上半身會微微向前移動，切勿讓上半身彎曲。此外要繃緊肩胛骨之間的肌肉，讓手肘與兩耳齊高。如果柔軟度夠，就盡可能往下蹲，直到臀部碰到小腿肚（過程中切勿讓脊椎彎曲）。在脊椎彎曲前，倒轉動作，利用腳跟及臀部肌肉的力量用力將自己向上撐起，讓雙足暫時離地，小幅度地跳躍。如有必要，在重複動作前先調整雙足和上半身的位置。

雙邊觸地弓箭步

弓箭步的變化有助於強化腿部和臀部的肌力與柔軟度，形塑上半身的側肌。用來對抗久坐造成的僵硬很有效。因為這些動作不僅能增強脊椎的橫向柔軟度，也能舒展脊椎。

第1級
雙手高舉弓箭步

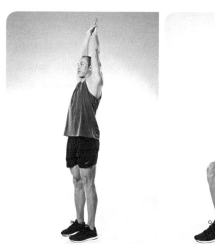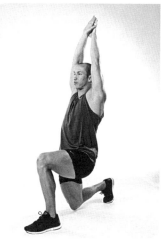

直立站好，雙足與髖同寬，腳趾朝向正前方。彷彿要跳水般將雙臂伸直高舉過頭，右腿向後跨一個大弓箭步，用腳趾抵住地面。接著彎曲左膝，讓臀部下沉，直到右膝幾乎觸地為止。過程中前腿膝蓋保持在腳踝正上方。為達成這樣的姿勢，後跨的步伐必須夠大。最後用左腳跟把自己頂起來，回復站立姿勢。動作完成後換另一邊做同樣的練習。請注意，練習中上半身要挺直，上臂緊貼雙耳，盡可能地伸展。

第 2 級
側半邊弓箭步

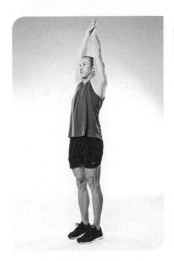 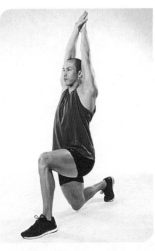 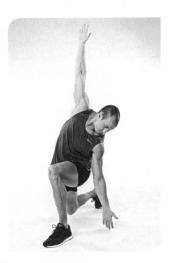

　　直立站好，雙足與髖同寬，腳趾朝向正前方。彷彿要跳水般將雙臂伸直高舉過頭，右腿向後跨一個大弓箭步，用腳趾抵住地面。接著彎曲左膝，讓臀部下沉，直到右膝幾乎觸地為止。過程中前腿膝蓋保持在腳踝正上方。為達成這樣的姿勢，後跨的步伐必須夠大。然後左臂伸向身體左側下方，手盡可能伸向地面；如果你的柔軟度很好，就把指關節放到地面上，此時右臂保持筆直朝上。最後將左臂向上伸直，起身回復起始姿勢。動作完成後換另一邊做同樣的練習：左腿向後跨弓箭步，右臂伸向地面。

第3級
雙邊觸地弓箭步

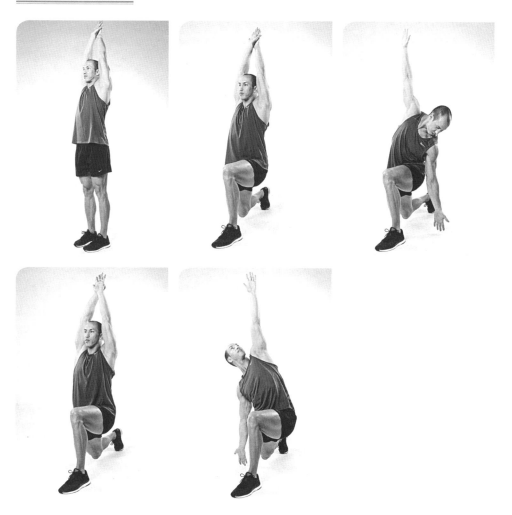

　　直立站好，雙足與髖同寬，腳趾朝向正前方。彷彿要跳水般將雙臂伸直高舉過頭，右腿向後跨一個大弓箭步，用腳趾抵住地面。接著彎曲左膝，讓臀部下沉，直到右膝幾乎觸地為止。過程中前腿膝蓋保持在腳踝正上方。為達成這樣的姿勢，後跨的步伐必須夠大。然後左臂伸向身體左側下方，手盡可能伸向地面；如果你的柔軟度很好，就把指關節放到地面上，此時右臂保持筆直朝上。接著左臂向上伸直，換右臂伸向地面。最後右臂向上伸直，起身回復起始姿勢。動作完成後換另一邊做同樣的練習：左腿向後跨弓箭步，先是右臂、後接左臂伸向地面。

緩和運動

做完訓練要接著做緩和運動。請利用這個時候,用正確的方式好好舒展身體。

Z 字拉伸

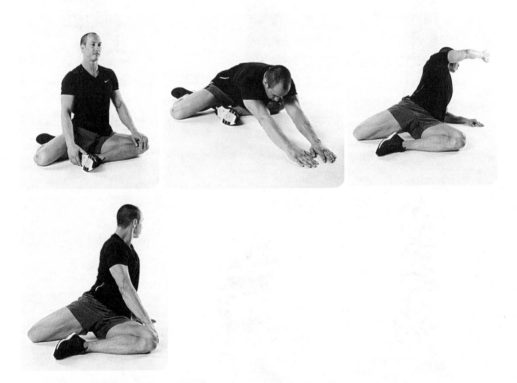

　　坐在地上盡可能挺直,左腿曲伸於身前,右腿曲伸於身後。然後將雙臂向前伸直,伏臥到左腿上面,直到左臀有拉伸的感覺為止。保持這樣的姿勢 20 秒。接著身體再度挺直,左手置於身後,上半身和右臂遠離右腿往左旋。如果柔軟度足夠,不妨讓左前臂貼地,讓上半身更進一步左旋。保持這樣的姿勢 20 秒。動作完成後,讓雙腿姿勢互換,換另一邊做同樣的練習。

坐姿分腿側拉

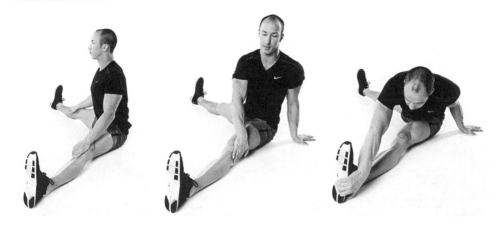

　　坐在地上盡可能挺直，雙腿打直，盡可能分開伸展（此時鼠蹊部應當會有拉伸的感覺）。上半身挺直，右手伸過左腿和左膝，握住左腿脛骨外側。保持這樣的姿勢15秒。接著，上半身保持不彎曲，身體盡可能往前傾。如果你的柔軟度很好，就用右手緊握左足外側，不然也可以握住左膝或左腿脛骨。保持這樣的姿勢15秒。動作完成後換另一邊做同樣的練習。

蠍子拉伸

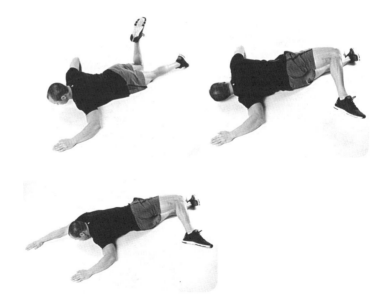

　　趴在地上，左臂彎曲成90度橫向伸出。彎曲右膝，盡可能將右小腿抬起。接著扭轉髖部，讓右足擺過身體左半邊（可以用右掌撐地輔助動作進行）。左前臂壓住地面，保持這樣的姿勢20秒。最後將右臂向前伸直，放鬆左臂。保持這樣的姿勢20秒。動作完成後換另一邊做同樣的練習。

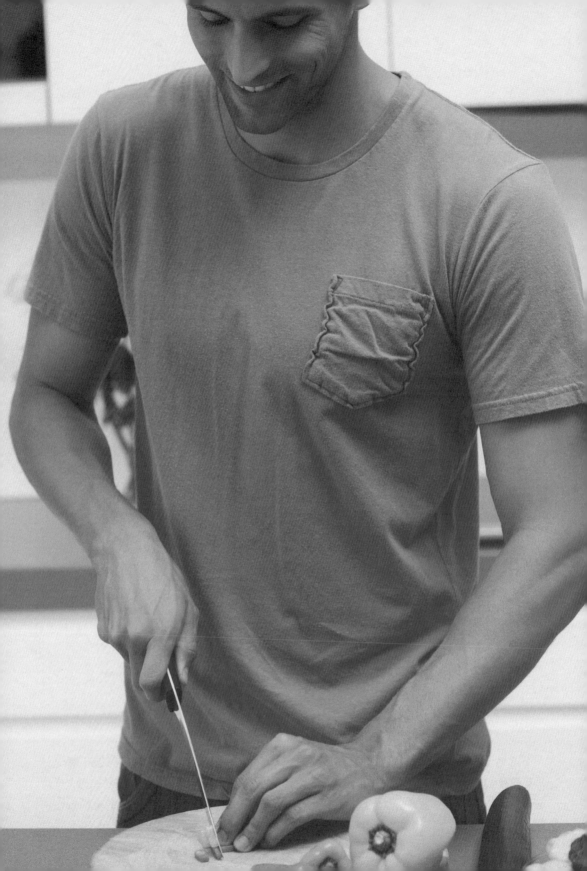

健康飲食

　　以下食譜的分量皆為兩人份。是否應該選擇性地補充更多碳水化合物，就要看你個人的塑身目標。選擇性碳水化合物附餐的分量也都是兩人份。攝取的鐵則是：

減重：攝取食譜原始的分量。

維持體重：每日至多在某兩餐裡攝取選擇性附餐。

增重：每日在任意多餐裡攝取選擇性附餐。如果你真的想增重，除非有其他說明，不妨將附餐的分量改為兩倍。

早餐

火腿、蘑菇、洋蔥早餐歐姆蛋（第 174 頁）

香蕉、無花果、莧菜籽混合麥片（第 175 頁）

香蔥荷包蛋（第 175 頁）

主餐

牛排佐洋蔥與四季豆（第 176 頁）

野生鮭魚排佐煮胡蘿蔔與鮮乳酪醬（第 177 頁）

炒蔬菜佐豆乾與米飯（第 178 頁）

鮪魚排佐豌豆泥（第 179 頁）

點心

酪梨鮪魚（第 180 頁）

香菜雞蛋沙拉（第 180 頁）

鷹嘴豆泥蔬菜條（第 181 頁）

奶昔／冰沙

酪梨菠菜奶昔（第 183 頁）

漿果腰果奶昔（第 183 頁）

蘋果梨子奶昔（訓練後飲用）（第 183 頁）

早餐

火腿、蘑菇、洋蔥早餐歐姆蛋

每人 41 公克蛋白質

- 6 顆蛋
- 100 克（刷淨、清潔的）褐蘑菇
- 少許橄欖油
- 鹽與胡椒視個人喜好酌量添加

- 1 顆洋蔥
- 100 克火腿
- 約 50 克碎乳酪

將蛋打入碗裡，用叉子將蛋攪勻。加入少許鹽與胡椒。洋蔥、蘑菇和火腿則切丁備用。

先將橄欖油與蛋汁放入加熱的平底鍋，煎至蛋底凝固成形。將火腿、洋蔥和蘑菇鋪在蛋上，撒上碎乳酪，將蛋對折。再將蛋煎至金黃色，便大功告成。

選擇性附餐：兩片全麥麵包

變化：可根據自己的喜好添加蔬菜。素食者可用新鮮的蕃茄或豆乾取代火腿。

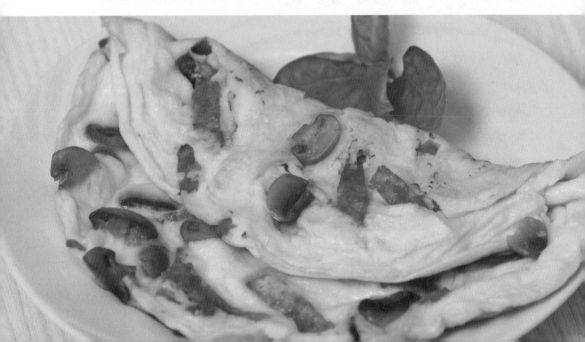

香蕉、無花果、莧菜籽混合麥片

每人 36 克蛋白質

- 1 大根香蕉
- 50 克莧菜籽或燕麥片
- 200 毫升牛乳或杏仁乳
- 4 顆軟的無花果
- 400 克奶渣
- 肉桂視個人喜好酌量添加

將水果切成小塊，連同燕麥片或莧菜籽一起放入碗裡混合。將奶渣和牛乳混在一起攪拌成膏狀，倒入碗裡。最後撒上肉桂即可。

選擇性附餐：50 克的燕麥片；若想增重，再加 75 克的燕麥片和一大根香蕉
變化：可用斯佩爾特小麥片、大豆麥片或其他類似的食物取代燕麥片。

香蔥荷包蛋

每人 32 克蛋白質

- 8 顆蛋
- 鹽與胡椒視個人喜好酌量添加
- 半把新鮮的香蔥

將蛋打入大平底鍋，視個人喜好酌量添加鹽與胡椒，將蛋煎熟。最後把蔥切成蔥花撒在蛋上即可。

選擇性附餐：兩片全麥麵包
變化：以四顆蛋加四片火腿的組合取代原本的八顆蛋。火腿簡單用大火將兩面快煎一下，鋪在蛋上即可。

主餐

牛排佐洋蔥與四季豆

每人 45 克蛋白質

● 2 塊新鮮的牛排（每塊約 200 克重，2 公分厚）

● 少許粗海鹽 　　　　　　● 1 包四季豆（約 400 克）

● 1 大顆洋蔥 　　　　　　● 少許橄欖油

● 少許胡椒 　　　　　　　● 少許牛油

● 少許香料牛油

用餐前 30 分鐘，將牛肉雙面抹點粗海鹽，於室溫下靜置。將四季豆洗淨，去掉頭尾。洋蔥則切成丁。烤箱預熱至 140 度。

橄欖油放入平底鍋中，用大火快煎牛肉兩面約兩分鐘，再將牛肉放入烤盤（或加鋁箔紙），在預熱過的烤箱裡烤 8 到 15 分鐘。

將四季豆放入熱水鍋裡汆燙，再用冷水冷卻，對半切好備用。將洋蔥放入原先煎牛肉的平底鍋裡爆香，再加入四季豆翻炒。上菜之前，盛於盤子上，並放幾片牛油。

在牛肉上加點胡椒與香料牛油盛盤即可。

選擇性附餐：200 克水煮馬鈴薯

變化：可用雞肉或火雞肉等白肉取代牛肉。

野生鮭魚排佐煮胡蘿蔔與鮮乳酪醬

每人 38 克蛋白質

- 2 片野生鮭魚排（每片約150 克）
- 約 4 湯匙橄欖油
- 6 根胡蘿蔔
- 100 毫升蔬菜高湯
- 鹽與胡椒視個人喜好酌量添加
- 200 克添加香料的新鮮乳酪
- 1 顆檸檬
- 新鮮百里香
- 2 顆洋蔥
- 少許蜂蜜

　　烤箱預熱至 160 度。清洗魚片。將檸檬切半，一半榨成汁，另一半切兩片備用。將鹽與檸檬汁抹在魚排上，平底鍋中加少許橄欖油，魚排帶皮那一面朝下放入鍋中大火快煎。盛起魚排放在鋁箔紙上，再將橄欖油、百里香及檸檬片（每片魚排一片）置於魚排上，放入烤箱烤 20 分鐘。

　　胡蘿蔔洗淨、去皮、切成稍厚的條狀。洋蔥切成丁。平底鍋中加入橄欖油，高溫快炒洋蔥，再加胡蘿蔔一併翻炒。淋上蔬菜高湯，撒點鹽與胡椒調味，小火慢燉至軟硬適中為止。

　　將蜂蜜和新鮮乳酪攪拌在一起，調成膏狀；如有必要，可加點水。

　　將蔬菜鋪在盤底，拿出烤箱裡的魚排放在上面，便大功告成。

選擇性附餐：80 公克（淨重）野生稻米飯

變化：如果你不喜歡鮭魚，可改用鱈魚或金平鮋。

炒蔬菜佐豆乾與米飯

每人 35 克蛋白質

- 300 克豆乾
- 2 根胡蘿蔔
- 1 顆黃椒
- 1 湯匙咖哩醬（黃色或紅色）
- 少許醬油
- 鹽與胡椒視個人喜好酌量添加

- 120 克米
- 1 顆紅椒
- 1 顆洋蔥
- 少許油
- 100 毫升椰奶

　　烤箱預熱至 200 度。將豆乾切成小塊，置於烤盤上，放入烤箱烤 15 分鐘，使其有點香脆。同時蒸飯。

　　將蔬菜洗淨、切好。平底鍋中加入油，再將蔬菜和咖哩醬一起放入鍋中用大火煮熟。接著淋上少許的醬油和椰奶後繼續燉煮；過程中，不時加一點水。

　　最後將豆乾塊倒入鍋中混合。盛飯並淋上煮好的蔬菜。

選擇性附餐：200 克的米（取代原本的 120 克）或 200 克的菜豆（罐裝）

變化：可自行添加其他蔬菜，或改用蝦仁或雞肉取代豆乾（先在平底鍋裡加些橄欖油將它們煸炒一下，再加入蔬菜中）。

鮪魚排佐豌豆泥

每人 43 克蛋白質

- 2 片鮪魚排（每片約 125 克）
- 1 顆檸檬
- 2 枝百里香
- 400 克豌豆（新鮮的或冷凍的）
- 50 克芝麻
- 3-4 湯匙橄欖油
- 1 顆洋蔥
- 500 毫升蔬菜高湯
- 鹽與胡椒視個人喜好酌量添加

烤箱預熱至 100 度。

將檸檬切半，一半榨成汁，另一半切兩片備用。清洗魚片。將鹽與檸檬汁抹在魚排上，平底鍋裡加些橄欖油，用大火煎一下魚排的兩面。

盛起魚排放在鋁箔紙上，再將百里香枝、少許橄欖油及檸檬片（每片魚排一片）放在魚排上，用鋁箔紙包好，放入烤箱烤 10 分鐘。

切好洋蔥，在鍋裡加些橄欖油，放入洋蔥大火快炒，再加入豌豆，注入蔬菜高湯。

魚排完成後，用攪拌棒將豌豆和高湯打成泥（如有必要，可加點水），作為魚排的佐餐。最後在魚排上撒點芝麻即可。可視個人喜好，將剩下的檸檬擠點汁在魚排上。

選擇性附餐：200 克鹽水煮馬鈴薯

變化：可用番薯或綠花椰菜取代豌豆，煮成美味的蔬菜泥。

點心

酪梨鮪魚

每人 24 克蛋白質

- 1 顆洋蔥
- 1 罐鮪魚（浸原汁）
- 鹽與胡椒視個人喜好酌量添加
- 約 20 個續隨子
- 1 顆熟酪梨
- 新鮮水芹

洋蔥去皮、切丁，續隨子剁碎，連同鮪魚（加上少許罐頭裡的原汁）一起攪拌均勻。酪梨對切，取出果核。把準備好的鮪魚醬填入酪梨中，剩下的置於酪梨旁。食用時可搭配水芹，酌量添加少許鹽與胡椒。

香菜雞蛋沙拉

每人 26 克蛋白質

- 5 顆水煮蛋
- 50 克美乃滋
- 1 茶匙第戎芥末
- 1 大把新鮮香菜
- 1 根芹菜
- 100 克新鮮乳酪
- 1 茶匙檸檬汁

將蛋和芹菜切碎，連同其餘的材料一起放入大碗裡拌勻。可直接享用，也可當成塗抹的醬料。

鷹嘴豆泥蔬菜條

每人 23 克蛋白質

- 200 克鷹嘴豆
- 2 湯匙芝麻醬
- 少許鹽
- 2 根胡蘿蔔
- 1 條黃瓜

- 100 克酸乳
- 少許小茴香
- 少許辣椒粉
- 2 根芹菜
- 100 克奶渣

將鷹嘴豆洗淨，連同酸乳、奶渣、芝麻醬和其他香料一起放入一個深容器裡，用攪拌棒打成泥。

將蔬菜洗淨，胡蘿蔔去皮，全部切成長條狀。以鷹嘴豆泥作為蔬菜條的沾醬。

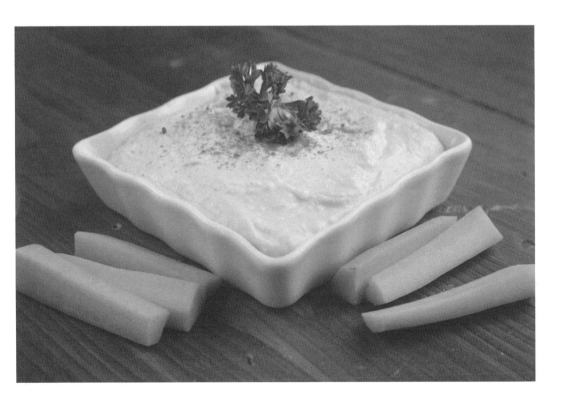

奶昔／冰沙

　　將食譜中所有材料放入調理機攪拌，攪拌完成後盛入杯中飲用。可依據自己想要的濃度調整水量。多加一把碎冰可製成冰沙。

　　若要製作蛋白奶昔或蛋白冰沙則直接添加蛋白粉（50 克）或凝乳（300克）。素食者可選用以糙米或豌豆製成的蛋白粉。

　　訓練後飲用的奶昔最好不要有脂肪，讓身體可以更迅速地從奶昔中攝取蛋白質與醣。相對的，在沒有訓練的日子將奶昔當點心就可以添加脂肪（例如加堅果、酪梨或椰子油等），以阻止身體攝取醣。

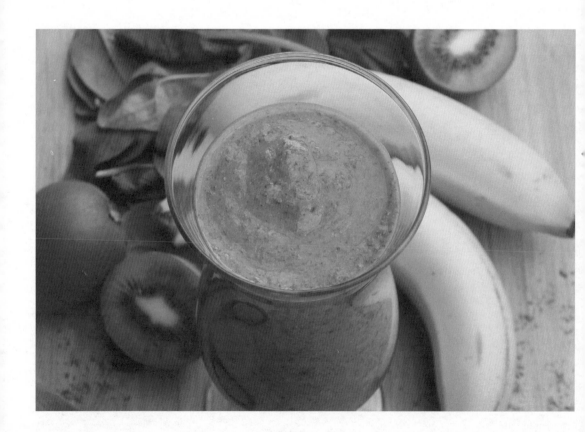

酪梨菠菜奶昔

- 2 根香蕉
- 半顆酪梨
- 2 把新鮮菠菜
- 2 顆奇異果
- 水

漿果腰果奶昔

- 200 克紅色漿果
- 50 克莧菜籽
- 100 克腰果
- 水

蘋果梨子奶昔（訓練後飲用）

- 1 顆蘋果
- 1 顆梨子
- 150 克白葡萄
- 1 把新鮮菠菜
- 水

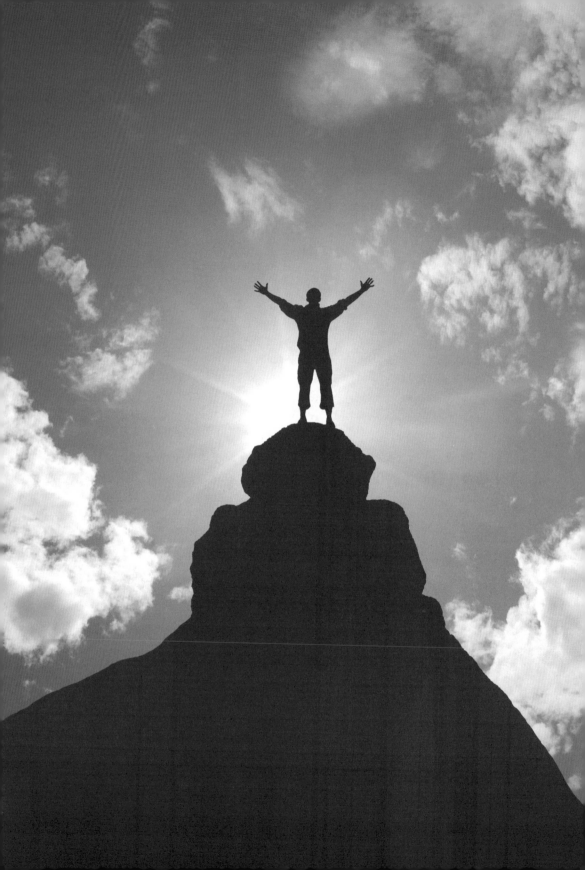

挑戰成功了——然後呢？

你確實通過 90 天挑戰，來閱讀這篇文章吧！

再次恭賀你成功了！踩過許多艱辛且重要的步伐，完成不少人生的重大改變。不僅改善了身體，更改善了精神，帶著嶄新的力量與自信迎向世界。幸福感提高，連帶提高了周遭重要人的幸福感。在訓練過程中，你證明自己優秀的素質。你擬訂了一個目標，不論多艱苦都沒放棄，最後，終於獲得成功！如此的決心和毅力在日後不僅能幫助你強健身體，更有助於解決人生中各種難題。祝福你！我以你為榮！

雖然我不認為你會做這樣的事，不過為了慎重起見還是要提醒：90 天挑戰結束後就把自己打回原形，這非常荒謬！你付出了很大的心力積極改變，為何要無謂地丟棄成果？為何要讓嚴格訓練過的身體退步？或許提出這樣的問題是我多慮，因為你全新的健康意識肯定早已在追問：下一步要往哪裡去？

你現在應該會想先照常規享樂，也許還喝上幾杯，慶祝自己通過這場 90 天挑戰。這是你應得的！或許日後你不想持續過去三個月的熱情生活；其實也真的不必。你只要繼續注意飲食，絕大多數時間積極、健康地生活，你在挑戰期間養成的良好生活態度便能長久。我想提供以下建議：往後請注意，一天三頓正餐中的兩頓務必符合挑戰的最重要原則：攝取充足的蛋白質、蔬菜吃到飽、不要糖、不要酒精、醣類菜餚或附餐（麵、飯、馬鈴薯、麵包、穀物等）只攝取符合自己身材目標的量。剩下的一頓正餐，就吃你有胃口的食物。飲料的原則也一樣：三頓正餐中的兩頓不要飲用高熱量飲料。當然，你不一定要做紀錄，只要默默遵守這項三二法則即可。如果要維持一日五餐的習慣，那就採取五四法則。重要的是你得繼續做訓練：每週至少兩回，最好能做三回。這樣便可為身心奠定良好基礎，足以妥善應付那些所謂的「罪惡」！

如果你願意，乾脆再做一次 90 天挑戰計畫。不妨從第 29 天開始，這時訓練的頻率已進入一週四回的階段，所有八套訓練也開始輪番登場。你可以一週訓練四回，也可依序將所有訓練安排在自己訂的訓練日裡。別忘了，你已通過最困難的考驗。現在就帶著相同的熱情，去完成接下來的計畫！

當然，你也可以按照《你的身體就是最好的健身房》與 DVD 繼續做訓練。重要的是持之以恆！

最後，我想向你表達謝意。不僅是因為你購買了本書，更因為你為我付出了許多時間與精力。誠如我在本書開頭所言：如果我能因此幫到任何人，我會感到無比欣慰！我希望，我也讓你感到無比欣慰！

圖片索引

　　第8頁練習照片：Nils Schwarz, www.nilsschwarz.com；第4頁：Shutterstock/fotogestoeber；第14頁與第116頁：Mark Lauren；第28頁：Shutterstock/bikeriderlondon；第30頁：Shutterstock/Dudarev Mikhail；第43頁：Shutterstock/gurinaleksandr；第51頁：Shutterstock/lenetstan；第59頁：Shutterstock/Boryana Manzurova；第68頁：Shutterstock/elxeneize；第76頁：Shutterstock/Lithiumphoto；第84頁：Shutterstock/Kryvenok Anastasiia；第92頁：Shutterstock/Sean Locke Photography；第100頁：Shutterstock/lculig；第108頁：Shutterstock/Yeko Photo Studio；第124頁：Shutterstock/YanLev；第172頁：Shutterstock/wavebreakmedia；第174頁：Shutterstock/siamionau pavel；第181頁：Shutterstock/Pinkcandy；第182頁：Shutterstock/Mariemily Photos；第184頁：Shutterstock/Nemeziya

謝詞

　　這套 90 天健身挑戰計畫的成書，我首先要特別感謝我在特種部隊的教練和導師。他們總是不斷鼓勵我超越自我，將目標訂在超越自己的舒適區，將團隊期望看得比個人需求更重要。

　　我做的一切都是基於團隊合作。沒有那些支持我的人的付出和努力，我的訓練方法不可能以書籍、App 及 DVD 等形式問世。Samantha Normany 不辭辛勞地投入，並且提出許多建設性的建議，對於我的出版企劃來說，這一切至為緊要。沒有我的經紀人 Steve Ross（他曾在出版界打滾了 20 多年）的廣闊人脈，也許我的第一本書《你的身體就是最好的健身房》還只能是個人出版。Ballantine Books 的主編 Marnie Cochran憑藉其最高水準的專業能力和最謹慎的態度，為我編輯了作品的英文版。沒有約書亞・克拉克（英文版共同作者）的遠見和提議，我的訓練方法或許迄今還只是特種部隊裡的教材。本書附錄的食譜有賴機能訓練專家 Chris Gamperl 設計，他研發的餐點完全符合我的飲食建議。美國奧運游泳隊的健身教練 Raphael Ruiz 曾經針對我的訓練方法及健身原則給予許多寶貴意見。此外，我還要感謝本書的共同作者尤利安・蓋林斯基（Julian Galinski），編輯 Pascale Breitenstein，因為有他們努力不懈地付出，這項出版計畫才能實現，將我所知的用簡單易讀的方式公諸於世，讓讀者可以輕鬆地踏出改變生活習慣的第一步。最後，對於所有在我研發這套計畫期間同意接受我的訓練的人，我要由衷感謝他們的支持與付出。如果沒有他們以及許多使用者的反饋，這套訓練計畫不會成真。

國家圖書館出版品預行編目資料

你的身體就是最好的健身房：90天挑戰計畫 / 馬克・羅倫
（Mark Lauren）、尤利安・蓋林斯基（Julian Galinski）著；
王榮輝譯. -- 初版. -- 臺北市：商周, 城邦文化出版：家庭傳媒城
邦分公司發行, 2016.03
　　　面；　　公分
譯自：Fit ohne Geräte: Die 90-Tage-Challenge für Männer
ISBN　978-986-272-990-8（平裝）

1. 健身運動　2. 運動健康　3. 男性

411.711　　　　　　　　　　　　　　　　　　　105002370

你的身體就是最好的健身房・90天挑戰計畫
Fit ohne Geräte: Die 90-Tage-Challenge für Männer

作　　　者／馬克・羅倫（Mark Lauren）、尤利安・蓋林斯基（Julian Galinski）
譯　　　者／王榮輝
企 劃 選 書／程鳳儀
責 任 編 輯／程鳳儀

版　　　權／林心紅、翁靜如
行 銷 業 務／莊晏青、何學文
總 經 理／彭之琬
事業群總經理／黃淑貞
發 行 人／何飛鵬
法 律 顧 問／台英國際商務法律事務所　羅明通律師
出　　　版／商周出版
　　　　　　城邦文化事業股份有限公司
　　　　　　台北市中山區民生東路二段141號9樓
　　　　　　電話：(02) 2500-7008　傳真：(02) 2500-7759
　　　　　　E-mail：bwp.service@cite.com.tw
發　　　行／英屬蓋曼群島商家庭傳媒股份有限公司城邦分公司
　　　　　　台北市中山區民生東路二段141號2樓
　　　　　　書虫客服專線：(02)2500-7718；(02)2500-7719
　　　　　　24小時傳真專線：(02)2500-1990；(02)2500-1991
　　　　　　服務時間：週一至週五上午09:30-12:00；下午13:30-17:00
　　　　　　郵撥帳號：19863813　　戶名：書虫股份有限公司
　　　　　　讀者服務信箱E-mail：service@readingclub.com.tw
　　　　　　城邦讀書花園www.cite.com.tw
香港發行所／城邦（香港）出版集團有限公司
　　　　　　香港灣仔駱克道193號東超商業中心1樓　E-mail：hkcite@biznetvigator.com
　　　　　　電話：(852) 25086231　傳真：(852) 25789337
馬新發行所／城邦（馬新）出版集團【Cite (M) Sdn. Bhd】
　　　　　　41, Jalan Radin Anum, Bandar Baru Sri Petaling,
　　　　　　57000 Kuala Lumpur, Malaysia.
　　　　　　電話：(603) 90578822　傳真：(603) 90576622
　　　　　　E-mail：cite@cite.com.my

封 面 設 計／徐璽設計工作室　　　　　　電 腦 排 版 ／唯翔工作室
印　　　刷／韋懋實業有限公司

■2016年3月8日初版　　　　　　　　　　　　　　　　Printed in Taiwan
■2023年6月14日初版6.1刷

First published as "Fit ohne Geräte: Die 90-Tage-Challenge für Männer" by Mark Lauren with Julian Galinski.
© 2015 by riva Verlag, Muenchner Verlagsgruppe GmbH, Munich, Germany. www.rivaverlag.de.
Complex Chinese translated edition copyright © 2016 by Business Weekly Publications, a division of Cité Publishing Ltd.
This translated edition published by arrangement with Münchner Verlagsgruppe GmbH through Jia-Xi Books Co., Ltd.
All rights reserved.

定價／280元

城邦讀書花園
www.cite.com.tw

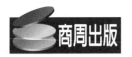
104　台北市民生東路二段141號2樓

英屬蓋曼群島商家庭傳媒股份有限公司城邦分公司　收

- -

請沿虛線對摺，謝謝！

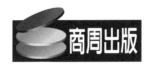

書號：BH6017　　　　　書名：你的身體就是最好的健身房・90天挑戰計畫

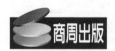 商周出版

讀者回函卡

感謝您購買我們出版的書籍！請費心填寫此回函卡，我們將不定期寄上城邦集團最新的出版訊息。

不定期好禮相贈！
立即加入：商周出版
Facebook 粉絲團

姓名：＿＿＿＿＿＿＿＿＿＿＿＿＿＿＿＿＿＿＿＿ 性別：□男 □女

生日：西元＿＿＿＿＿＿年＿＿＿＿＿＿月＿＿＿＿＿＿日

地址：＿＿＿＿＿＿＿＿＿＿＿＿＿＿＿＿＿＿＿＿＿＿＿＿＿

聯絡電話：＿＿＿＿＿＿＿＿＿＿ 傳真：＿＿＿＿＿＿＿＿＿＿

E-mail ：

學歷：□ 1. 小學 □ 2. 國中 □ 3. 高中 □ 4. 大學 □ 5. 研究所以上

職業：□ 1. 學生 □ 2. 軍公教 □ 3. 服務 □ 4. 金融 □ 5. 製造 □ 6. 資訊

　　　□ 7. 傳播 □ 8. 自由業 □ 9. 農漁牧 □ 10. 家管 □ 11. 退休

　　　□ 12. 其他＿＿＿＿＿＿＿＿＿＿＿＿＿＿＿＿＿＿

您從何種方式得知本書消息？

　　　□ 1. 書店 □ 2. 網路 □ 3. 報紙 □ 4. 雜誌 □ 5. 廣播 □ 6. 電視

　　　□ 7. 親友推薦 □ 8. 其他＿＿＿＿＿＿＿＿＿＿＿

您通常以何種方式購書？

　　　□ 1. 書店 □ 2. 網路 □ 3. 傳真訂購 □ 4. 郵局劃撥 □ 5. 其他＿＿＿＿

您喜歡閱讀那些類別的書籍？

　　　□ 1. 財經商業 □ 2. 自然科學 □ 3. 歷史 □ 4. 法律 □ 5. 文學

　　　□ 6. 休閒旅遊 □ 7. 小說 □ 8. 人物傳記 □ 9. 生活、勵志 □ 10. 其他

對我們的建議：＿＿＿＿＿＿＿＿＿＿＿＿＿＿＿＿＿＿＿＿＿

＿＿＿＿＿＿＿＿＿＿＿＿＿＿＿＿＿＿＿＿＿＿＿＿＿＿＿＿＿

＿＿＿＿＿＿＿＿＿＿＿＿＿＿＿＿＿＿＿＿＿＿＿＿＿＿＿＿＿